VIVIR MÁS
EMPIEZA
HOY

VIVIR MÁS EMPIEZA HOY

Redefine tu salud, rompe mitos y adopta
hábitos para una vida más plena

DRA. ANA CECILIA JARA ETTINGER

AGUILAR

El papel utilizado para la impresión de este libro ha sido fabricado a partir de madera procedente de bosques y plantaciones gestionadas con los más altos estándares ambientales, garantizando una explotación de los recursos sostenible con el medio ambiente y beneficiosa para las personas.

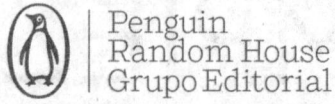

Vivir más empieza hoy
Redefine tu salud, rompe mitos y adopta hábitos para una vida más plena

Primera edición: noviembre, 2025

D. R. © 2025, Ana Cecilia Jara Ettinger

D. R. © 2025, derechos de edición mundiales en lengua castellana:
Penguin Random House Grupo Editorial, S. A. de C. V.
Blvd. Miguel de Cervantes Saavedra núm. 301, 1er piso,
colonia Granada, alcaldía Miguel Hidalgo, C. P. 11520,
Ciudad de México

penguinlibros.com

D. R. © 2025, Marcela Sousa C., por las ilustraciones de interiores.

Penguin Random House Grupo Editorial apoya la protección del copyright. El copyright estimula la creatividad, defiende la diversidad en el ámbito de las ideas y el conocimiento, promueve la libre expresión y favorece una cultura viva. Gracias por comprar una edición autorizada de este libro y por respetar las leyes del Derecho de Autor y copyright. Al hacerlo está respaldando a los autores y permitiendo que PRHGE continúe publicando libros para todos los lectores.

Se reafirma y advierte que se encuentran reservados todos los derechos de autor y conexos sobre este libro y cualquiera de sus contenidos pertenecientes a PRHGE. Por lo que queda prohibido cualquier uso, reproducción, extracción, recopilación, procesamiento, transformación y/o explotación, sea total o parcial, ya en el pasado, ya en el presente o en el futuro, con fines de entrenamiento de cualquier clase de inteligencia artificial, minería de datos y textos, y en general, cualquier fin de desarrollo o comercialización de sistemas, herramientas o tecnologías de inteligencia artificial, incluyendo pero no limitado a la generación de obras derivadas o contenidos basados total o parcialmente en este libro y cualquiera de sus partes pertenecientes a PRHGE. Cualquier acto de los aquí descritos o cualquier otro similar, así como la distribución de ejemplares mediante alquiler o préstamo público, está sujeto a la celebración de una licencia. Realizar cualquiera de esas conductas sin licencia puede resultar en el ejercicio de acciones jurídicas.
Si necesita fotocopiar o escanear algún fragmento de esta obra diríjase a CeMPro
(Centro Mexicano de Protección y Fomento de los Derechos de Autor, https://cempro.org.mx).

ISBN: 978-607-385-720-8

Impreso en México – *Printed in Mexico*

Índice

Prefacio 11

Capítulo 1. Longevidad 15

1. Genética vs. estilo de vida: ¿cuánto control tenemos? 20
2. ¿Por qué todos tienen algún padecimiento? 25
3. ¿Qué es el envejecimiento? 35
4. ¿Por qué se escucha tanto de la inflamación? 41
5. ¿Hay manera de conocer mi edad biológica o mis grados de inflamación? 46
   Referencias 53

Capítulo 2. La dieta de la longevidad 55

1. ¿A quién le hago caso? 55
2. *Low fat* o *light* vs. lácteos enteros 60
3. Ayuno intermitente 65
4. Conteo de calorías 72
5. Keto o *low carb* 78
6. El papel de la glucosa 82
7. ¿Y qué onda con los picos de glucosa? 85
8. Sí, sí, muy interesante todo, pero yo quiero bajar de peso, ¿qué hago? 90
9. *Superfoods* 94
10. ¿Probióticos y prebióticos? 96

11. Y entonces, ¿qué alimentación
    debo seguir? 103
    Takeaways 109
    Referencias 112

Capítulo 3. Salud física 117

1. ¿Qué ejercicio debería hacer?
   Cardiovascular vs. pesas 121
2. ¿Qué hacer primero, cardio o pesas? 125
3. Ejercicio y envejecimiento 131
4. Dejé de hacer ejercicio,
   ¿ya se arruinó mi progreso? 133
5. Ejercicio y salud neurológica y mental 139
6. Flexibilidad y equilibrio 144
7. Vida activa vs. sedentaria 152
8. Ejercicio en ayunas 155
9. El descanso 158
10. *7 Minute Workout* 161
    Takeaways 165
    Referencias 166

Capítulo 4. Salud mental y emocional 173

1. Salud mental y longevidad 173
2. Depresión y ansiedad 177
3. Mentalidad positiva y *mindfulness* 181
4. Conexiones sociales 199
5. Ejercicio y salud mental 203
6. Tiempo frente a la pantalla
   y redes sociales 206

Takeaways 212
　　　Referencias 213

Capítulo 5. Salud cognitiva y destreza mental 219

1. Smartphones 221
2. Concentración o atención 225
3. *Multitasking* 230
4. Memoria y demencia 231
5. Sudoku y juegos de memoria,
   ¿funcionan? 236
6. No dejes de aprender 239
　　　Takeaways 241
　　　Referencias 242

Capítulo 6. Sueño y descanso 245

1. Sueño y longevidad 246
2. ¿Qué es el sueño? 256
3. Efectos del sueño 264
4. Y ¿el *snooze*? 266
5. Siestas, ¿buenas o malas? 267
6. Cómo mejorar tu sueño 270
　　　Takeaways 275
　　　Referencias 276

Capítulo 7. Sustancias y hábitos nocivos 279

1. El tabaco y la nicotina 280
2. Alcohol 287
3. Cancerígenos 294

4. Tóxicos comunes
   (PFAS, microplásticos, ftalatos y bisfenoles) . . . 298
5. Azúcar, estevia y endulzantes 307
6. Colorantes 315
7. Suplementos 316
   Takeaways 321
   Referencias 323

Capítulo 8. Salud sexual 331

1. ¿Qué tiene que ver el sexo
   con la salud? 333
2. ¿Qué tan frecuente es lo normal y cuánto
   deben durar las relaciones? 339
3. ¿Qué onda con las infecciones
   de transmisión sexual? 341
4. ¿Qué pasa con la disfunción eréctil? 343
5. ¿Qué pasa con las mujeres
   durante la menopausia? 345
6. Bueno, ¿entonces debo tener relaciones
   sexuales para mi bienestar general? 346
   Takeaways 347
   Referencias 348

Conclusiones 351

Agradecimientos 357

Prefacio

En la búsqueda de vivir más y mejor, nos encontramos constantemente bombardeados por información sobre lo que deberíamos o no deberíamos estar haciendo para cuidar nuestra salud. Desde las tendencias de la dieta más nueva hasta los suplementos que prometen la juventud eterna. Ante tanta información, tomar decisiones informadas puede resultar estresante. Soy la doctora Ana Ceci, médica cirujana, genetista con alta especialidad en genética perinatal y creadora de contenido en salud, y me agobia la cantidad de contenido falso que existe alrededor de la salud. ¿Cuánto de lo que escuchamos está realmente respaldado por la ciencia? ¿Y cuánto de esto se aplica a nuestras necesidades únicas y contextos individuales?

Después de años de crear contenido en redes sociales sobre salud y cómo cuidarnos, supe que era momento de llevar la información a otro nivel. Este libro nace de una necesidad: la de brindar una guía clara, objetiva y basada en evidencia científica para quienes desean tomar el control de su salud y su longevidad.

A lo largo de los capítulos exploraremos temas fundamentales para entender el envejecimiento y su impacto en nuestro cuerpo y mente, abordando tanto los avances científicos más recientes como las prácticas que han resistido la prueba del tiempo. Este no es un manual de reglas rígidas, sino una invitación a reflexionar, a seguir aprendiendo y decidiendo conscientemente sobre las elecciones que construyen nuestra salud y calidad de vida.

En el capítulo sobre longevidad te platicaré a fondo qué significa envejecer (hasta lo que conocemos) y cómo juegan un papel clave en este proceso factores como la genética, el estilo de vida y la inflamación. También discutiré métodos para evaluar nuestra edad biológica y niveles de inflamación, herramientas que en un futuro nos podrían permitir medir el progreso en nuestro camino hacia un envejecimiento saludable.

Al abordar el tema de la dieta de la longevidad exploro la polémica detrás de las dietas más populares, los efectos de los picos de glucosa, el ayuno intermitente y el papel de los probióticos, entre otros. Será todo un viaje, pero prometo aterrizarlo con recomendaciones prácticas basadas en evidencia científica para que escojas el mejor patrón de alimentación, buscando que lo puedas adaptar a tus necesidades y objetivos individuales.

PREFACIO

En el capítulo sobre salud física abordaré el impacto del ejercicio en la longevidad y te sugeriré maneras de integrar actividades físicas en la rutina diaria para maximizar sus beneficios, desde la eterna disyuntiva de "cardio vs. pesas", cardio en ayuno o los famosos baños de hielo hasta la importancia del descanso. Espero que ese capítulo te ofrezca las estrategias que necesitabas para mantener un cuerpo activo y resiliente.

A lo largo de mi vida, no solo como doctora, he conocido el impacto de la salud mental y emocional y no quise dejarlo de lado, por lo que en ese capítulo te platicaré acerca de la evidencia existente que nos recuerda que la longevidad no es solo física. La salud emocional y nuestras conexiones sociales son pilares fundamentales para una vida plena. Ahí exploro diversos temas, así como la estrategia *mindfulness* y el equilibrio en el uso de las pantallas para mejorar síntomas de ansiedad y nuestra calidad de vida.

Al tratar el tema de salud cognitiva y destreza mental aprenderemos acerca del *multitasking*, la concentración, la memoria y el envejecimiento del cerebro. Aprender, mantener la curiosidad y ejercitar la mente son estrategias que contribuyen a una salud cognitiva duradera.

Sobre el descanso examinaremos el papel del sueño en la longevidad. Descubrirás por qué dormir bien es crucial, cómo las siestas pueden ser tus aliadas y qué hábitos pueden empeorar o mejorar tu descanso nocturno.

En el capítulo acerca de sustancias y hábitos nocivos exploro las prácticas que sabotean nuestra salud, desde el consumo de tabaco y alcohol hasta la exposición a tóxicos y aditivos muy comunes en nuestro día a día. A través de un análisis imparcial, te ofreceré herramientas para tomar decisiones informadas sobre estos temas.

Finalmente, en el capítulo de salud sexual te platicaré acerca de la evidencia existente alrededor de sexualidad y bienestar.

Este libro no pretende ser una solución mágica ni un camino único. Más bien es un mapa que te ayudará a navegar por el mar de información que rodea la salud y la longevidad, guiándote hacia decisiones más conscientes y personalizadas. Te invito a explorar cada capítulo con una mente abierta, dispuesta a cuestionar, aprender y transformar tus hábitos.

Quise que este libro fuera una especie de guía accesible al público general, por lo que no incluye referencias científicas detalladas en el texto principal. Sin embargo, cada capítulo se basa en una sólida investigación científica, cuyos artículos clave enlisté al final de cada uno por si te surgen más dudas y deseas profundizar. Algo importante a mencionar es que la mayoría de los datos proviene de investigaciones realizadas en Estados Unidos y Europa, y aunque podrían existir diferencias con las poblaciones latinoamericanas, estas tendencias ofrecen valiosas perspectivas aplicables a diversos contextos y estilos de vida.

La longevidad no se trata solo de vivir más años, sino de vivirlos con plenitud y propósito. Espero que este libro sea tu compañero en esa travesía, y quiero que te grabes esto: tienes un solo cuerpo para toda la vida, ¡cuídalo!

Capítulo 1

Longevidad

Si te encuentras con este libro en tus manos es porque probablemente eres una persona que se interesa por su salud, que quiere vivir muchos años, y no únicamente eso, sino vivir bien esos años con una excelente calidad de vida. Para ello aquí vas a encontrar muchísima información acerca de diferentes hábitos para que puedas tomar las mejores decisiones para ti, así como tips de estilo de vida y hábitos que te podrán llevar a vivir con menos enfermedad y más salud. Siempre me gusta recordar que tenemos un solo cuerpo para toda la vida y por eso hay que cuidarlo. Fue pensando en eso que decidí empezar este libro con el tema de la esperanza de vida, porque hoy es el primer día del resto de tu vida. No hay escapatoria de llegar a la vejez, pero es mejor llegar lo más entero posible a través de la previsión y prevención. El infarto a los 50 años inició a los 20; el Alzheimer a los 70 inició a los 40; la pérdida de independencia a los 80 empezó a los 30. La calidad de vida que buscas mañana empieza con las decisiones que tomas hoy.

En la actualidad los estudios sobre el antienvejecimiento están ganando mucho auge, con datos interesantísimos que sugieren que la ciencia podría extender no solo la vida, sino también la "duración de la salud". Cada vez vivimos más años y también escuchamos y consumimos más promesas de la medicina de la longevidad. Para empezar a ponerte en contexto, la esperanza de vida promedio en los Estados Unidos es aproximadamente 1.5 veces mayor que lo que era hace un siglo y la Oficina del Censo de los Estados Unidos ha predicho que para 2034 habrá más personas de 65 años que menores de 18 años, por primera vez en la historia. La esperanza de vida en México en 2024 está calculada en 72.4 años para hombres y 78.9 para mujeres, de acuerdo con datos del Instituto Nacional de Estadística y Geografía (INEGI), comparado con 71.4 años para hombres y 77.2 para mujeres en 2010. Nuestra esperanza de vida sigue aumentando.

Durante mis estudios de medicina tuve la fortuna de ser becada para una estancia de investigación de verano en Sassari, Cerdeña, Italia, una de las llamadas "zonas azules" del mundo, es decir, donde vive un grupo de gente muy sana y longeva. Ahí trabajé con el doctor Luca Deiana, quien buscaba proteínas asociadas a la longevidad de los habitantes del lugar. Uno podría pensar que nuestro tiempo de vida viene directamente escrito en nuestras instrucciones o ADN, pero este estudio concluyó que no es solo eso, sino que la influencia de factores importantes, como la alimentación, el medioambiente y el estilo de vida tienen un impacto mucho mayor. De hecho, a nivel social entran en juego otros factores, como la familia, el sentido de comunidad y la convivencia. Y no podemos dejar de lado la actividad física diaria que aprovecha nuestro sistema músculo-esquelético y permite utilizar las calorías consumidas. De todo esto y más hablaremos a lo largo del libro.

Otra comunidad azul es la de Ikaria, una isla en Grecia. Si les preguntáramos a los ancianos de Ikaria cómo logran vivir más de 100 años, probablemente responderían que gracias al aire limpio, la dieta mediterránea y el vino, pero muchas otras regiones cumplen con estas características. Para responder esa pregunta ampliamente y de manera científica, sería necesario hacer un estudio de seguimiento estrecho de los estilos de vida de un grupo de estudio y de un grupo de control durante toda la vida humana. Esto, desde luego, sería muy difícil de hacer. Lo que llama la atención en el caso de Ikaria es que en un pueblo a solo 12 km de distancia de ahí, en Samos, la gente no vive más que los griegos promedio a pesar de tener el mismo aire, mismo mar, y genética y alimentación similares. Algunas hipótesis para esta diferencia son que Ikaria tiene una superficie llena de colinas, por lo que las personas, al caminar, están subiendo su frecuencia cardiaca constantemente, además que en esta pequeña isla destaca un gran sentido de comunidad que comparten sus habitantes.

En nuestro día a día, cuando se trata de mejorar la salud, tendemos a centrarnos en el ejercicio o en los suplementos queriendo encontrar algún nutriente mágico. No hay una sola consulta en la que los pacientes no me pregunten o pidan algún suplemento "que necesiten", ya hablaremos más de esto, pero sin duda existe un gran esfuerzo de la mercadotecnia detrás. Solo en Estados Unidos se gastan casi 30 000 millones de dólares al año en vitaminas y suplementos. Sin embargo, en lugares con mayores índices de centenarios (gente que vive más de 100 años) no es común el consumo de suplementos. La dieta balanceada y saludable que llevan estas poblaciones explica, en parte, su mayor esperanza de vida. El ejercicio, considerado como actividad física voluntaria y diligente, juega un papel modesto porque de hecho se ha encontrado que la estructura social podría ser más importante. En Cerdeña son conocidos por una actitud distinta hacia la vejez y los ancianos se mantienen activamente involucrados en la comunidad. En contraste con otros lugares, algunos estudios han vinculado la jubilación temprana con una menor esperanza de vida por la falta de actividad y de un sentido de utilidad social. Por eso, aparte de la alimentación y el ejercicio, abordaremos cómo mantener la salud cognitiva y cuidar las conexiones sociales para nuestro bienestar general.

Algunos investigadores de longevidad dicen que el envejecimiento en sí es una enfermedad que podemos

CAPÍTULO 1. **LONGEVIDAD**

comprender y tratar, y que el cáncer, las enfermedades cardiacas y la demencia son solo algunos de sus síntomas. Cuentan además que ya nació la primera persona que vivirá hasta los 150 años, el sueño de muchos, y probablemente hayas escuchado de Bryan Johnson, el multimillonario que busca revertir el envejecimiento. Si bien las zonas azules no se caracterizan por albergar gente con un alto poder adquisitivo, no podemos negar el efecto del privilegio en su salud.

En un estudio con más de 25 000 personas mayores de 50 años encontraron que aquellas con mayor poder de adquisición viven en promedio casi 10 años más —sin discapacidad y en un buen estado de salud— que personas con recursos más escasos. A medida que los datos detrás de la ciencia antienvejecimiento se vuelvan más sólidos, seguramente esta diferencia se volverá mayor. Aunque se necesitan más estudios para comprender por qué la riqueza, en particular, es un indicador tan fuerte de cuánto tiempo vive una persona, lo más probable es que sea en función de tener acceso a una mejor alimentación, tiempo y recursos para acudir al gimnasio a hacer ejercicio y, por supuesto, acceso a servicios médicos y tratamientos de calidad ante la enfermedad.

Una buena alimentación, ejercicio y adecuado descanso funcionan para alargar nuestra vida (hablaremos al respecto más adelante), pero no por sí solos. El problema es que hacemos una hora de ejercicio al día para pasar el resto del día sentados en frente de una computadora en lugar de estar activos y caminando al trabajo, por ejemplo.

O comemos relativamente balanceado, pero si vamos a la farmacia, al pasar a la caja no podemos resistirnos a la tentación de comprarnos unas barritas de chocolate, papas saladas o alguna bebida azucarada. Tarde o temprano, la mayoría de la gente cede a la tentación que está constantemente presente. Esto impacta no solo en la esperanza de vida, sino también en la preservación de la salud.

Para empezar, me gustaría adentrarme un poco en qué pesa más, si la genética o el estilo de vida. Después te explicaré un poco más a fondo qué pasa con el envejecimiento y la inflamación y cómo funcionan estos procesos a nivel celular, para finalmente poder poner manos a la obra y conocer los hábitos que nos ayudarán a vivir más y mejor.

1. GENÉTICA VS. ESTILO DE VIDA: ¿CUÁNTO CONTROL TENEMOS?

La pregunta del millón: ¿genética o estilo de vida? Volviendo un poco a las definiciones básicas, nuestra genética son las instrucciones que heredamos para absolutamente todo en nuestro cuerpo. En el código genético o ADN se encuentran las instrucciones para formarnos desde que somos solo una célula denominada cigoto. La mitad del ADN proviene de mamá (en el óvulo) y la otra mitad de papá (en el espermatozoide), y a partir de la primera célula nos empezamos a dividir y a ser muchas más células, para después formar un embrión. Cuando somos embriones, de todo nuestro material genético con todas las instrucciones se activan genes para formar el corazón, los brazos, el cerebro, los ojos y el resto del cuerpo. ==Un gen es una instrucción para un producto funcional==; un gran ejemplo de esto es la formación de proteínas. O sea, para cada una de las proteínas que tenemos y necesitamos en el cuerpo, existe un gen que contiene su instrucción; es como si yo fuera un pastel, tendría un gen para la harina, otro para la clara de huevo, otro para el azúcar y así sucesivamente.

Una vez que en el periodo embrionario se utilizan los genes necesarios para formar proteínas y formar nuestros órganos, estos se pueden apagar o silenciar. Tal vez has escuchado el término *epigenética*, que precisamente se refiere a este prendido y apagado de genes que sucede todo el tiempo en nuestras células. Después, cuando somos adultos, ciertos genes deben permanecer prendidos, como aquellos que forman células sanguíneas, y otros podrán ser prendidos o apagados. Por ejemplo, si sufrimos un accidente y nos raspamos la piel, se deberán prender genes para formar colágeno, fibrina y elastina en esa herida para reparar la piel dañada.

A medida que envejecemos ocurre un fenómeno generalizado que se llama hipermetilación, en el que muchos genes comienzan a apagarse o a silenciarse, y esto lleva a que no podamos repararnos tan eficazmente como lo hacíamos cuando éramos jóvenes. Por lo mismo, es impresionante ver una herida en un bebé: se repara por completo en uno o dos días sin dejar cicatriz, mientras que en una persona de la tercera edad hay heridas que tardan semanas en cicatrizar, e incluso, si le agregamos alguna condición como diabetes, que afecta a los vasos sanguíneos y la irrigación en extremidades, puede llegar a tardar meses en sanar o no hacerlo.

Entonces, nacemos con unas instrucciones genéticas fijas, pero ==en realidad la forma de envejecer dependerá mucho más de nuestra epigenética==, es decir, de nuestro estilo de vida que, a su vez, incide en el prendido y apagado de genes.

Los mecanismos epigenéticos más comunes incluyen la metilación del ADN y la modificación de histonas, que alteran cómo se empaqueta y lee el ADN. Como mencioné antes sobre la hipermetilación, lo que suele hacer la metilación en el ADN es compactarlo muchísimo de forma que no se pueda leer y por lo tanto no se pueda hacer la proteína que codifica. Es decir, la epigenética influye en el envejecimiento al regular cómo se expresan los genes sin alterar la secuencia del ADN.

Con el tiempo, factores como la dieta, el estrés y la exposición a toxinas pueden provocar cambios epigenéticos, como la metilación del ADN o la modificación de las histonas. Estos cambios pueden alterar la actividad de los genes, activándolos o desactivándolos de manera inapropiada, lo que afecta la función celular y acelera el envejecimiento. Por ejemplo, con la edad, los genes responsables de la reparación y el mantenimiento celular suelen volverse menos activos, mientras que los genes proinflamatorios o relacionados con el envejecimiento pueden activarse más, contribuyendo al deterioro celular y a enfermedades asociadas con la edad. Por eso, las modificaciones epigenéticas son un factor clave en el proceso de envejecimiento y pueden explicar por qué algunas personas envejecen más rápido que otras, a pesar de tener una genética similar. Tal es el caso de los gemelos.

Ese ejemplo me encanta porque nos ha enseñado muchísimo. Los gemelos idénticos comparten el 100% de su información genética, pero a medida que van envejeciendo se ven cada vez más diferentes entre ellos. Esto es epigenética. Pero algo extremadamente importante a resaltar es que, sin importar los factores externos, ==estos cambios son reversibles.==

Podemos influir de manera positiva en nuestra epigenética a través de hábitos de vida saludables que promuevan cambios beneficiosos en la expresión de nuestros genes, que es lo que veremos en cada uno de los capítulos de este libro. Pero quiero anticipar algunas cosas que podemos llevar a cabo:

1. **Dieta saludable:** Consumir alimentos ricos en nutrientes, como frutas, verduras, granos integrales y grasas saludables puede favorecer la expresión de genes protectores. Alimentos ricos en antioxidantes y compuestos como los polifenoles (presentes en el té verde o las moras) también ayudan a reducir la inflamación y el daño celular.

2. **Ejercicio habitual:** La actividad física mejora la salud al activar genes relacionados con la longevidad y la reparación celular, y reduce marcadores de inflamación.
3. **Control del estrés:** Prácticas como la meditación, el yoga y la respiración profunda pueden influir en la expresión de genes relacionados con el manejo del estrés, reduciendo el impacto de hormonas como el cortisol.
4. **Evitar toxinas:** La exposición a toxinas como el tabaco, la contaminación y ciertos productos químicos puede modificar negativamente la epigenética, así como llevar a nuevas mutaciones en nuestro ADN o código genético. Evitar estas sustancias puede proteger los genes y reducir el riesgo de enfermedades.
5. **Dormir bien:** Un buen sueño regula genes relacionados con la reparación celular y el equilibrio hormonal, favoreciendo una mejor salud general.

Adoptar estos hábitos puede promover cambios epigenéticos que contribuyan a una mayor longevidad y mejor calidad de vida, y en cada uno de los capítulos de este libro te platicaré acerca de la evidencia existente acerca de diferentes planes de alimentación, de ejercicio, control de estrés y mucho más para que puedas tomar mejores decisiones para tu salud.

2. ¿POR QUÉ TODOS TIENEN ALGÚN PADECIMIENTO?

En cada consulta que doy empiezo por revisar el árbol genealógico y la historia clínica de cada paciente; pregunto los antecedentes familiares, qué edades tienen sus papás, tíos, abuelos y qué condiciones o enfermedades padecen. Ninguna familia se salva: infartos, diabetes, hipertensión, cáncer... todos tenemos algún familiar con una de estas condiciones. A medida que vivimos más años es natural que acumulemos enfermedades, pero que tengamos estas enfermedades no significa que sean las causas más frecuentes de muerte, sin embargo, sí quiero mencionar sus estadísticas letales. De acuerdo con la Organización Mundial de la Salud (OMS), las causas de muerte se pueden enlistar en tres categorías: transmisibles (incluyen enfermedades infecciosas, maternas, perinatales y nutricionales), no transmisibles (las crónicas, que más nos competen en este libro) y los accidentes. Las causas más comunes de muerte en el último comunicado de la OMS a nivel global de 2021 fueron:

1. Enfermedad cardiovascular (infartos)
2. COVID-19
3. Evento vascular cerebral (embolias o derrame cerebral)
4. Enfermedad pulmonar obstructiva crónica
5. Infecciones de vías respiratorias bajas
6. Cáncer de tráquea, bronquios y pulmón

7. Alzheimer y demencias
8. Diabetes *mellitus*
9. Enfermedad renal
10. Tuberculosis

En Estados Unidos, con una cifra un poco más actualizada de 2022, las causas fueron:

1. Enfermedad cardiovascular
2. Cáncer
3. Accidentes (lesiones no intencionales)
4. COVID-19
5. Evento vascular cerebral
6. Enfermedades crónicas de las vías respiratorias inferiores
7. Enfermedad de Alzheimer
8. Diabetes
9. Nefritis, síndrome nefrótico y nefrosis (enfermedades del riñón)
10. Enfermedad hepática crónica y cirrosis (enfermedades del hígado)

Dejando de lado las enfermedades infecciosas y los accidentes, es claro que nuestros principales enemigos son la enfermedad cardiovascular, seguida de cáncer y eventos vasculares cerebrales. Pero ¿por qué hay tantos infartos y riesgo cardiovascular? Estos van de la mano con la hipertensión y son la principal causa de muerte a nivel mundial debido a varios factores que afectan tanto a la salud del corazón como a los vasos sanguíneos a lo largo del tiempo. Algunas de las razones principales (que profundizaremos a lo largo del libro) son:

1. Estilo de vida poco saludable:

- **Dieta alta en grasas y azúcares:** Las dietas ricas en grasas saturadas (presentes en carne roja, productos lácteos, manteca), grasas trans (alimentos fritos), azúcares y alimentos ultraprocesados pueden aumentar los niveles de colesterol "malo" (LDL) y promover la acumulación de placas en las arterias (aterosclerosis), un factor clave en las enfermedades cardiacas.
- **Falta de ejercicio:** Un estilo de vida sedentario aumenta el riesgo de obesidad, presión arterial alta y diabetes tipo 2, todos factores de riesgo para enfermedades cardiovasculares.
- **Tabaquismo:** El tabaco daña las paredes de los vasos sanguíneos y aumenta la presión arterial, lo que acelera el desarrollo de enfermedades cardiacas y accidentes cerebrovasculares.

2. Hipertensión arterial:

La presión arterial es la fuerza que la sangre ejerce contra las paredes de las arterias del corazón cuando la bombea y está expresada en dos números: el número superior, conocido como presión sistólica, que mide esa fuerza cuando el corazón se contrae, y el número inferior, conocido como presión diastólica, que mide la fuerza cuando se relaja el músculo cardiaco. Lo normal es 120/80 mmHg y la presión mayor a 130/80 mmHg es considerada hipertensión.

La presión arterial alta (hipertensión) es uno de los mayores factores de riesgo para enfermedades cardiovasculares, ya que puede aumentar el riesgo de infarto, accidente cerebrovascular (comúnmente conocido como embolia), complicaciones del embarazo y otros problemas de salud. Esto es particularmente peligroso porque los síntomas suelen ser silenciosos. Una presión arterial alta obliga al corazón a trabajar más para bombear sangre. Con el tiempo, el corazón puede comenzar a fallar lentamente y tener dificultades para bombear sangre al resto del cuerpo. Al mismo tiempo la fuerza y la fricción de la presión arterial alta también pueden dañar el revestimiento de las arterias, que es muy delicado, y esos desgarros en la pared arterial permiten que el colesterol LDL se adhiera y forme grumos o placas en estos espacios. A esto se le llama aterosclerosis y, a su vez, puede bloquear el flujo sanguíneo y, en algunos pacientes, provocar un infarto. De igual forma, las obstrucciones en las arterias que transportan sangre al cerebro pueden provocar un derrame cerebral o evento cerebrovascular, también una de las principales causas de muerte a nivel mundial.

3. Inflamación crónica:

La inflamación crónica, causada por factores como la obesidad, el estrés y el tabaquismo, puede dañar las paredes arteriales y contribuir al desarrollo de aterosclerosis. Más adelante me adentraré en el tema de la inflamación y cómo nos afecta en diferentes niveles.

4. Diabetes:

La diabetes es una enfermedad crónica que se caracteriza por altos niveles de glucosa o azúcar en la sangre. Esto ocurre cuando el cuerpo no produce suficiente insulina o no la utiliza de manera adecuada. La insulina es una hormona producida por el páncreas que permite que la glucosa de los alimentos ingrese a las células para ser utilizada como energía. Las personas con diabetes tienen un riesgo significativamente mayor de desarrollar enfermedades cardiovasculares, ya que esta aumenta los niveles de glucosa en la sangre, provoca cambios en los vasos sanguíneos, aumenta la inflamación y favorece la acumulación de placas de grasa, colesterol y otras sustancias en las paredes de las arterias.

5. Envejecimiento:

A medida que envejecemos, las arterias tienden a volverse más rígidas y menos elásticas, lo que aumenta el riesgo de hipertensión y la posibilidad de que se formen placas. Las probabilidades de sufrir un evento cardiovascular, como un infarto o un accidente cerebrovascular, aumentan con la edad.

6. Genética:

Las personas con antecedentes familiares de enfermedades cardiovasculares tienen mayor riesgo de desarrollar estos problemas. Factores genéticos pueden influir en la tendencia a tener presión arterial alta, niveles elevados de colesterol o mayor predisposición a la inflamación, lo que aumenta el riesgo cardiovascular.

7. Factores psicosociales:

El estrés crónico, la depresión y la ansiedad pueden aumentar el riesgo de enfermedades cardiacas. El estrés emocional crónico puede elevar los niveles de cortisol y provocar inflamación, hipertensión y comportamientos poco saludables, como el sedentarismo o una mala alimentación. Ya abordaremos esto en el capítulo de salud mental y emocional.

8. Obesidad:

El exceso de peso, en especial la grasa abdominal, está estrechamente relacionado con un mayor riesgo de enfermedades cardiovasculares. La obesidad contribuye a la presión arterial alta, el colesterol elevado y la resistencia a la insulina, factores que incrementan el riesgo cardiovascular.

9. Aterosclerosis:

La aterosclerosis es la acumulación de placas de grasa, colesterol y otras sustancias en las paredes de las arterias. Esta es la base de muchas enfermedades cardiovasculares, porque puede restringir el flujo de sangre al corazón y al cerebro, provocando infartos y accidentes cerebrovasculares.

Las enfermedades cardiovasculares son la principal causa de muerte porque muchos de los factores de riesgo que las provocan, como la dieta poco saludable, el sedentarismo, el tabaquismo, la hipertensión y la diabetes, son hábitos muy comunes en la población. Además, el envejecimiento y los factores genéticos contribuyen a su prevalencia, al igual que la inflamación crónica y la aterosclerosis juegan un papel clave en el desarrollo de estas enfermedades. Más adelante hablaré acerca de cada uno de los factores contribuyentes y cómo podemos disminuir sus efectos.

¿Y por qué tanto cáncer?

Primero que nada, es muy importante entender qué es el cáncer exactamente. Es una enfermedad en la cual las células del cuerpo crecen y se multiplican de manera descontrolada por mutaciones. En este sentido, es en realidad una enfermedad genética. Ojo: que sea genética no significa que sea hereditaria (al menos no de padres a hijos, pero sí de célula madre a célula hija). Todo nuestro material genético (genes o ADN) contiene las instrucciones para formarnos, para producir nuevos vasos sanguíneos, para que la célula se divida, forme tejidos, etc. De igual forma tenemos genes que nos cuidan, y cuando una célula muta y se vuelve cancerígena, la mandan a morir en algo que se llama apoptosis antes de que esta desarrolle un cáncer. Pero ¿qué pasa si una célula adquiere muchas mutaciones? ¿Mutaciones que la hacen dividirse más rápido, huir del sistema inmune o mutaciones en los genes que la cuidaban y mandaban a apoptosis? Esa célula se convertirá en cancerígena. Así que básicamente el cáncer surge por acumular varias mutaciones. Por lo general se requieren entre cuatro y 10 mutaciones clave en genes específicos para que una célula normal se convierta en cancerosa.

¿Cómo evito estas mutaciones?

La realidad es que mutamos todo el tiempo. Se estima que nuestras células adquieren entre 10 y 100 mutaciones nuevas por célula cada año dependiendo del tipo de célula y los factores ambientales a los que están expuestas, pero estas son detenidas por el sistema inmune o, como mencionaba previamente, mandadas a apoptosis (muerte celular programada). Tenemos más de 20 000 genes, entonces, si esas mutaciones ocurren en genes que no tienen nada que ver con cáncer (como suele suceder), no necesariamente se desarrollará uno. Estas mutaciones "normales" o naturales no las podemos evitar, pero sí podemos evitar muchos factores a los que estamos expuestos que elevan la tasa de mutación. Entre ellas están la radiación ultravioleta (UV) del sol, algunos productos químicos, la radiación ionizante, el tabaquismo e infecciones como el virus del papiloma humano (VPH) o el virus de la hepatitis B y C, asociados con ciertos tipos de cáncer. Todos son factores externos que pueden dañar el ADN y aumentar la tasa de mutación. (Hablaré de todo esto en el capítulo de agentes nocivos para la salud).

Ahora, una realidad es que a medida que una persona envejece, las células del cuerpo producen más mutaciones debido a la acumulación de errores en la replicación del ADN, a la exposición prolongada a factores ambientales y a la falla en la reparación de las mismas. Por esta razón se observan más mutaciones en personas mayores, lo que está relacionado con un mayor riesgo de cáncer. Pero la buena noticia es que a mayor edad, es más lenta la reproducción de las células y por lo mismo el cáncer suele avanzar de manera más lenta.

En una investigación realizada en 1990 en más de 20 000 autopsias hechas durante un periodo de 25 años, se encontraron cánceres en 11% de los pacientes donde el diagnóstico de cáncer no se había considerado clínicamente relevante, esto es, se diagnosticaron 700 cánceres, siendo el riñón y la próstata los principales órganos afectados, con el cáncer de estómago en tercer lugar. Otro estudio publicado en 1974, en personas de 60 años, reportó una tasa de prevalencia de cáncer de 12%, pero de hasta 24.8% en estudios *post mortem*. Esto llama la atención porque no tuvieron nada que ver con la causa de muerte y es un gran ejemplo de cómo todos iremos acumulando mutaciones a lo largo de la vida que incluso nos podrían llevar a un cáncer. Por ello, en personas de edad avanzada es común encontrar células cancerosas, aunque no sean causa de muerte, y es esperado que mientras más vivamos mayor será el riesgo de padecer cáncer.

Hoy en día, de acuerdo con el Observatorio de Cáncer Global (Globocan), se estima que aproximadamente una de cada cinco personas desarrolla cáncer a lo largo de su vida, mientras que alrededor de uno de cada nueve hombres y una de cada 12 mujeres mueren a causa de él. Dentro de este informe estadístico, el de pulmón fue el cáncer diagnosticado con más frecuencia (12.4%), seguido de los cánceres de mama femenino (11.6%), colorrectal (9.6%), próstata (7.3%) y estómago (4.9%). El cáncer de pulmón también fue la principal causa de muerte por cáncer con aproximadamente 1.8 millones de muertes (18.7%), seguido del cáncer colorrectal (9.3%), hígado (7.8%), mama femenino (6.9%) y estómago (6.8%). Estas incidencias han sido constantes durante los últimos años, por lo que las medidas de vigilancia de cáncer se centran precisamente en los cánceres más diagnosticados, como lo son pulmón (en fumadores principalmente), mama, colon y próstata.

Evaluar factores de riesgo es clave (incluidos el tabaquismo, el sobrepeso, la obesidad y las infecciones) y, con ello, podrían evitarse millones de muertes, lograr diagnósticos oportunos de cáncer y salvar muchas vidas en todo el mundo; así que empecemos por ti, que ya estás aquí.

3. ¿QUÉ ES EL ENVEJECIMIENTO?

A nivel biológico, el envejecimiento es el resultado del impacto en la acumulación de una gran variedad de daños moleculares y celulares a lo largo del tiempo. Esto conduce a una disminución gradual de la capacidad física y mental, un mayor riesgo de enfermedad y, en última instancia, la muerte.

Todos conocemos los signos evidentes del envejecimiento: arrugas, canas, lentitud y quizá problemas de memoria, pero ¿por qué pasa esto? Porque estamos formados de células mortales. Tenemos entre 20 y 40 billones de ellas y cada uno de nuestros tejidos y órganos está formado por diferentes tipos. Además, cada estirpe celular tiene su propia función, así como esperanza de vida. Es como si fuéramos un edificio y nuestras células, los tabiques. Cuando aparece el envejecimiento a nivel celular, estos tabiques se ven afectados por una serie de procesos complejos que conducen al deterioro gradual de la función y viabilidad de cada célula, y tenemos edificios de diferentes tipos de tabiques o de distinto material, dependiendo de su función.

Por ejemplo, los glóbulos rojos o eritrocitos, que transportan oxígeno y dióxido de carbono en nuestra sangre, tienen una vida media de 120 días; algunos tipos de glóbulos blancos, como los linfocitos, que actúan en el sistema inmune, pueden vivir semanas o hasta años; los queratinocitos, células de la capa externa de la piel, tienen una vida aproximada de dos a cuatro semanas; los hepatocitos o células en el hígado, cuya función es metabolizar y desintoxicar la sangre, tienen una vida de 300 a 500 días; las células musculares encargadas de realizar contracción y movimiento normalmente tienen una vida más larga, de años e incluso toda la vida, al igual que las neuronas. Esta vida útil puede estar influenciada por varios factores, incluyendo condiciones ambientales, el estado general de salud y estrés celular. Pocas células, como las células madre, tienen el potencial de diferenciarse y reemplazar otras células, contribuyendo a la reparación y regeneración de los tejidos. ==A medida que envejecemos disminuye la cantidad y funcionalidad de nuestras células madre. Este fenómeno forma parte del proceso natural de envejecimiento y afecta la capacidad del cuerpo para regenerar tejidos y responder a daños o enfermedades.==

A partir de los 20 años nuestro metabolismo comienza a disminuir gradualmente. Alrededor de los 30 empezamos a notar algunos signos de envejecimiento, como en la presión arterial (ahí comienzan los diagnósticos de hipertensión arterial), en la piel, los huesos y las articulaciones, el sistema digestivo (¿qué tal la gastritis?) y más.

El número de células nerviosas en el cerebro y la médula espinal junto con el número de conexiones entre las células nerviosas va disminuyendo a lo largo del tiempo. Por lo tanto vemos también afección en nuestros sentidos: la retina se vuelve más delgada y podemos perder

CAPÍTULO 1. **LONGEVIDAD**

agudeza tanto visual como auditiva. Los casos más evidentes por supuesto son la piel, que se vuelve más delgada y menos elástica, el pelo, que se llena de canas y puede dejar de crecer, y las uñas, que crecen más lento.

Pero este tema es mucho más profundo, hasta aquí solo fue una introducción porque en realidad pasan muchísimas más cosas a nivel celular, de tejidos y órganos, es más, voy a explicar qué pasa a nivel molecular, la parte más pequeñita.

El envejecimiento visto con microscopio

Si hablamos del envejecimiento a nivel molecular, nos referimos a un nivel aún más microscópico de organización biológica, es decir, en las unidades más pequeñas de compuestos químicos, incluyendo ADN, ARN, proteínas, lípidos y otras biomoléculas. A través de la función e interacción de moléculas es que podemos entender más la expresión genética, síntesis de proteínas y regulación de procesos celulares.

Dentro de los aspectos más importantes en el envejecimiento a nivel molecular están:

- **Acortamiento de telómeros:** los telómeros son capuchones protectores en los extremos de los cromosomas, que son como libreros donde se almacena toda nuestra información genética.

Cada vez que una célula se divide, los telómeros se van acortando. El problema es que a medida que estas células se dividen, los telómeros quedan demasiado cortos o desaparecen, provocando que la misma célula pierda su información genética y por lo tanto ya no pueda dividirse y se vuelva senescente (vieja) o muera.

- **Daño y mutaciones del ADN:** cada vez que una célula se divide tiene que duplicar o replicar su ADN, y esto lo hace letra por letra, como si hiciéramos una copia a mano de 3000 millones de letras. La tasa de error se calcula en 1.2 mutaciones por división de genoma. Pero las células se dividen muchas veces a lo largo del tiempo (la cantidad de divisiones depende del tejido o tipo celular), de forma que van acumulando muchas mutaciones y sumando daños por diversas fuentes, como estrés oxidativo, radiación y otros factores ambientales. Estas mutaciones afectan el ADN (las instrucciones) de la célula, perjudicando su capacidad de funcionar adecuadamente.

Cambios epigenéticos: ya habíamos platicado un poco de mecanismos epigenéticos, que son la manera en la que el ambiente afecta la forma en la que se expresan nuestros genes o instrucciones. Estos cambios llevan a que ciertos genes permanezcan prendidos (sintetizando proteína) diferentes mecanismos moleculares conocidos como metilación, acetilación, modificación de histonas y más, que son reacciones en las que por el momento no profundizaré más porque mi propósito es que este libro sea útil para tu vida, no para que salgas con doctorado en genética. A medida que las células envejecen, estos mecanismos pueden desregularse, lo que lleva a cambios en los patrones de expresión génica, como que se hipermetilen o apaguen ciertos genes que ayudan a que la célula se mantenga joven y por lo tanto contribuyan al envejecimiento. De hecho se sabe que a medida que vamos envejeciendo, muchos de nuestros genes sufrirán estas modificaciones epigenéticas, llevando a que la actividad celular disminuya.

- **Disfunción mitocondrial:** las mitocondrias son organelos dentro de las células que son como las centrales energéticas de la célula, las encargadas de generar energía. Con la edad, las mitocondrias pueden volverse menos eficientes y producir más especies reactivas de oxígeno (ROS), lo que conduce al estrés oxidativo, a mayor tasa de mutación en nuestro ADN y a daño celular.
- **Senescencia:** las células senescentes son células que dejan de dividirse de forma permanente.

Se acumulan con la edad y secretan citocinas inflamatorias (proteínas proinflamatorias), factores de crecimiento y proteasas, conocidos como el fenotipo secretor asociado a la senescencia (SASP), que pueden dañar las células vecinas y la estructura del tejido.

- **Agregación de proteínas:** cuando las proteínas, que son como nuestros tabiques más chiquitos, se encuentran mal plegadas (o malformadas) pueden fallar en su función y acumularse con el tiempo, formando agregados que además perjudican la función celular. Este mal plegamiento es causado principalmente por mutaciones en nuestro ADN, que como decía antes, se van acumulando mientras más edad tenemos. Esto se observa por ejemplo en varias enfermedades relacionadas con la edad, como el Alzheimer y el Parkinson.

- **Agotamiento de células madre:** como ya lo comentaba, las células madre tienen la capacidad de renovarse a sí mismas y diferenciarse en varios tipos de células. Con la edad, las células madre pueden agotarse o volverse disfuncionales, reduciendo la capacidad del cuerpo para reparar y regenerar tejidos.

- **Comunicación intercelular:** el envejecimiento también afecta la forma en que las células se comunican entre sí. La comunicación desregulada puede llevar a una inflamación crónica y a una función alterada de los tejidos. Estos procesos están interconectados y contribuyen al deterioro general de la función celular y al envejecimiento del organismo. Gran parte de la investigación en torno a este tema busca identificar formas de mitigar estos efectos para promover un envejecimiento saludable y extender la vida útil del cuerpo.

==En conclusión, el envejecimiento es el proceso natural por el cual nuestras células pierden función o se hacen menos efectivas, volviéndose senescentes o muriendo.== Si las células no funcionan como es debido, los tejidos tampoco lo harán y podemos comenzar a tener enfermedades o fallas de órganos y posteriormente la muerte.

4. ¿POR QUÉ SE ESCUCHA TANTO DE LA INFLAMACIÓN?

Los especialistas en biología del envejecimiento han identificado una condición poco reconocida pero universal que contribuye de manera importante a una amplia gama de condiciones comunes que afectan la salud, desde enfermedades cardiacas, diabetes y cáncer, hasta artritis, depresión y enfermedad de Alzheimer. Esa condición es una *inflamación crónica*, un tipo de irritante de bajo grado que puede llevarse entre las patas nuestra salud en práctica mente todos los sistemas corporales.

Aunque la inflamación crónica progresa despacio, es la causa de la mayoría de las enfermedades crónicas y presenta una gran amenaza para la salud y la longevidad de las personas.

La inflamación es una respuesta o reacción natural que tiene nuestro sistema inmunológico ante cualquier agente ajeno, como una infección o lesión. Su función principal es proteger el cuerpo —llevando más sangre al sitio de la lesión— y eliminar o tratar la causa del daño al promover la reparación de los tejidos. Por ejemplo, cuando nos raspamos la piel, el cuerpo inicia deprisa el proceso de inflamación para proteger y reparar el área dañada. Primero, las células en el área lesionada detectan el daño y liberan señales químicas (como unas llamadas citocinas) que alertan al sistema inmunológico. Los vasos sanguíneos alrededor de la herida se dilatan, permitiendo que más sangre rica en oxígeno, nutrientes y células inmunitarias llegue a la zona; esto es lo que causa enrojecimiento, calor y dolor. Con esta mayor entrada de sangre llegarán también células del sistema inmune como glóbulos blancos (macrófagos y neutrófilos), que son los encargados de eliminar bacterias, limpiar los restos celulares y combatir posibles infecciones. Mientras las células inmunitarias trabajan, el cuerpo también inicia la producción de nuevas células de la piel y colágeno para reparar el tejido dañado, y una vez que la infección está controlada y el tejido comienza a sanar, las señales inflamatorias disminuyen, el flujo sanguíneo se normaliza y el cuerpo retira las células inmunitarias, completando el proceso de curación.

CAPÍTULO 1. **LONGEVIDAD**

Esta inflamación es maravillosa. Justamente esta inflamación aguda, que suele ser rápida y de corta duración, ocurre como una defensa inmediata tras una lesión o infección y causa síntomas como enrojecimiento, hinchazón, calor y dolor en el área afectada. Una vez resuelta la causa, la inflamación desaparece. Pero existe otro tipo de inflamación silenciosa que nos puede llevar a problemas de salud a largo plazo: se trata de la inflamación crónica. Esta sucede cuando la inflamación se mantiene por más tiempo, ==cuando el cuerpo no logra resolver el problema inicial,== no acaba de eliminar completamente el factor desencadenante o cuando el sistema inmunológico sigue activado de manera inapropiada. Esta inflamación prolongada puede dañar tejidos y órganos y está relacionada con enfermedades crónicas, como la artritis, la diabetes, enfermedades cardiacas y cáncer.

Existen personas jóvenes que sufren accidentes cerebrovasculares e infartos a pesar de tener niveles normales de colesterol, lo que antes se pensaba que era la única causa de las enfermedades cardiacas. ¿Qué es lo que pasa en esos casos? Se ha detectado que estos pacientes suelen tener marcadores elevados de inflamación en la sangre. ==Las personas aparentemente sanas con niveles elevados de inflamación sufren de eventos cardiovasculares y accidentes cerebrovasculares en tasas mucho más altas que personas con menores niveles de inflamación.== Recientemente también vemos que pacientes que tenían artritis reumatoide, al iniciar su tratamiento para obesidad con fármacos GLP1 como Ozempic, no solo disminuyen porcentaje de peso y reducen riesgo de muerte por enfermedad cardiovascular, sino que la artritis remite. Se conoce que también el exceso de tejido graso corporal que encontramos en personas con obesidad puede llevar a la liberación de sustancias inflamatorias llamadas adipocinas, que promueven una inflamación constante en el cuerpo, y de aquí han derivado muchos riesgos aumentados de enfermedades crónico degenerativas que encontramos en personas con obesidad. ==La resolución de la artritis y reducción de riesgo cardiovascular tras la pérdida de peso es un ejemplo de que la inflamación derivada de adipocinas podría ser de las causas principales de dichas condiciones.==

Algunas causas comunes de inflamación crónica son infecciones no resueltas, por ejemplo, algunas infecciones de transmisión sexual que no presentan síntomas, como aquellas causadas por ureaplasmas y micoplasmas, que llevan a una inflamación crónica que se puede traducir en infertilidad. Por otro lado, algunas enfermedades autoinmunes, que ocurren cuando el sistema inmunológico ataca por error los tejidos sanos del cuerpo, causan inflamación crónica, como la artritis reumatoide, lupus y esclerosis múltiple. Otras causas de inflamación crónica son la exposición a tóxicos o irritantes (hablaremos más de esto en su capítulo), como el tabaco, la contaminación, el alcohol, el asbesto, el polvo de sílice o agentes como bisfenoles, ftalatos y más, que irritan los tejidos de manera continua.

A medida que las personas envejecen, sus respuestas inmunes se vuelven menos reguladas, lo que resulta en niveles elevados en la sangre de sustancias inflamatorias, como la proteína C reactiva y quimiocinas, y permite que agentes inflamatorios como la interleucina-6 (il-6) y el factor de necrosis tumoral-alfa (tnf-alfa) persistan en los tejidos corporales. Finalmente también el estrés prolongado aumenta la liberación de hormonas, que pueden desencadenar una respuesta inflamatoria sostenida.

¿Qué pasa entonces si tengo una inflamación crónica?

La inflamación crónica puede dañar las paredes de los vasos sanguíneos, contribuyendo a la formación de placas en las arterias (aterosclerosis), lo que aumenta el riesgo de infarto o enfermedad cardiovascular y accidentes cerebrovasculares. Además, dicha inflamación constante puede dañar el ADN de las células y promover el crecimiento descontrolado de ellas, representando un riesgo de ciertos tipos de cáncer. Adicionalmente puede interferir con la capacidad del cuerpo para usar la insulina, lo que contribuye a la resistencia a la misma y al desarrollo de diabetes. Condiciones como el Alzheimer y el Parkinson también están asociadas con la inflamación crónica del cerebro.

Claro que estos son casos extremos. Lo que nos compete de forma inmediata es la inflamación de bajo grado en todo el cuerpo (algo recientemente llamado *inflammaging*), que contribuye al envejecimiento celular y aumenta el riesgo de enfermedades relacionadas con la edad.

5. ¿HAY MANERA DE CONOCER MI EDAD BIOLÓGICA O MIS GRADOS DE INFLAMACIÓN?

Según algunas estimaciones, los consumidores a nivel mundial gastan 62 000 millones de dólares al año en tratamientos "antienvejecimiento". Aunque las cremas, los rellenos y el bótox pueden dar la impresión de juventud, ninguno de ellos puede hacer retroceder el paso del tiempo ni actúa directamente sobre los mecanismos moleculares y celulares del envejecimiento. Por esta razón en la actualidad se destinan muchísimo tiempo y recursos de investigación para comprender las causas biológicas del envejecimiento, con la esperanza de poder algún día ofrecer herramientas para frenar o detener sus signos visibles y, lo que es más importante, las enfermedades relacionadas con la edad. Sin embargo, hoy en día no existe ninguna recomendación de salud pública para que los médicos de atención primaria midan los marcadores de inflamación en todos los adultos, pero puedes consultar a tu médica para saber si valdría la pena hacerlo en ti.

Es difícil de determinar con un estudio de sangre o de imagen, pero existen muchos síntomas que nos dan señales de inflamación crónica, como fatiga persistente, dolores musculares o articulares, problemas digestivos (como síndrome del intestino irritable), problemas de piel y niveles elevados de glucosa o colesterol en la sangre.

Han surgido muchas empresas que prometen medir la edad fisiológica comparada con la cronológica, que te to man unas gotas de sangre e intentan estimar tu edad genética basada en las "impurezas" de tu ADN y la longitud de tus telómeros (las secuencias protectoras de ADN en el extremo de nuestros cromosomas, que platicamos anteriormente que se acortan y desgastan con el tiempo). En lo personal creo que estas pruebas tienen buen marketing, pero no un verdadero valor tangible ni aterrizado. No está del todo claro que tener una "edad genética" más joven que la cronológica signifique una vida más larga o mejor, porque, como ya vimos, el envejecimiento tiene muchísimos ángulos y factores independientes a nuestra genética, además de que sería extremadamente variable dependiendo de la célula estudiada.

¿Hay algún medicamento o tratamiento para eliminar la inflamación y vivir más?

Resulta tentador querer erradicar la inflamación por completo, pero eso no vendría sin un daño. Recordemos que la inflamación nos ayuda cuando tenemos enfermedad, sigue siendo necesaria para protegernos de la infección. De hecho, pacientes con enfermedades autoinmunes como la artritis reumatoide y el lupus que toman medicamentos inmunosupresores están predispuestos a las infecciones. Aquí hay un acto de equilibrio complicado, si nos deshiciéramos de nuestro sistema inmunológico, no nos inflamaríamos, sino que moriríamos de septicemia.

Pero sí existen estudios de fármacos que prometen hacernos vivir para siempre. En un estudio en ratones obesos realizado por Mayo Clinic y publicado en *Cell Metabolism* se demostró que una combinación de dos fármacos —dasatinib y quercetina— eliminaba las células senescentes y permitió que se reanudara el crecimiento celular en el cerebro. Además, cuando se eliminaron las células senescentes del cerebro de los ratones, su comportamiento ansioso disminuyó y se detectó el crecimiento de nuevas células nerviosas en el cerebro; esto es revolucionario. Además, la metformina, comúnmente utilizada para tratar la diabetes tipo 2 o resistencia a la insulina, tiene un efecto antiinflamatorio y se ha estado probando su capacidad para retrasar el desarrollo de enfermedades relacionadas con la edad en un estudio llamado tame, acrónimo de Targeting Aging with Metformine, del cual esperamos tener resultados pronto. Pero esto no quiere decir que debas salir en este momento a la farmacia a comprar dichos medicamentos (*por favor no lo hagas* y nunca te automediques), sino que la medicina *antiaging* está avanzando rápidamente y pronto podremos tener intervenciones farmacológicas para ello.

Mientras tanto, ¿qué podemos hacer?

¿Si te dijera que ciertos estudios recientes han identificado medidas disponibles para todos que pueden minimizar la potencia de la inflamación crónica y obstaculizar (y posiblemente revertir) su progresión, las tomarías con tal de prolongar tu vida? ¿Y si te dijera que estas medidas tienen que ver con adoptar una dieta saludable, hacer ejercicio habitualmente, evitar o reducir el exceso de peso, dormir lo suficiente y tener un descanso de calidad, minimizar el estrés y evitar tóxicos? Por ello dediqué un capítulo a cada uno de estos rubros, para que podamos revisar juntos toda la evidencia que existe alrededor de cada uno y tú puedas tomar la mejor decisión para mejorar tu salud y tu esperanza de vida. ==No tendríamos por qué esperar a los resultados de los estudios de medicamentos en personas para tomar medidas que puedan protegernos de la inflamación crónica== y las condiciones relacionadas con la edad a las que esta puede contribuir o causar. Hoy puedes empezar a adoptar de forma segura muchas medidas prácticas que se sabe que contrarrestan la inflamación crónica:

- **Alimentación saludable:** siempre recomiendo consumir una dieta rica en antioxidantes y antiinflamatorios, como frutas, verduras, grasas saludables (como el aceite de oliva) y alimentos ricos en omega-3 (como el pescado). Una dieta de estilo mediterráneo es rica en micronutrientes como magnesio, vitamina E y selenio, que tienen efectos antiinflamatorios, y su alto contenido de fibra fomenta niveles más bajos de dos potentes sustancias inflamatorias, IL-6 y TNF-alfa. Así que intenta incluir en tu alimentación verduras de hojas verdes como espinacas, col rizada y coles; pescados grasos como salmón, atún y sardinas;

frutas como fresas, arándanos, manzanas, uvas, naranjas y cerezas; frutos secos como almendras y nueces; y aceite de oliva. Los alimentos vegetales recomendados contienen antioxidantes naturales y polifenoles, y el pescado es rico en ácidos grasos omega-3; todos estos contrarrestan la inflamación. Además debemos limitar o eliminar el consumo de alimentos que se sabe que tienen un efecto proinflamatorio, por ejemplo, todos los carbohidratos refinados, como el pan blanco y el arroz blanco, bebidas azucaradas, alimentos fritos, carnes rojas y carnes procesadas. Son los mismos alimentos que tienen vínculos bien establecidos con la obesidad (en sí misma un factor de riesgo de inflamación), las enfermedades cardiacas y la diabetes tipo 2. Pero la buena noticia es que el café y el té también contienen polifenoles protectores, entre otros compuestos antiinflamatorios. (Ya platicaremos de esto más a fondo en el capítulo 2).

- **Ejercicio habitual:** el ejercicio moderado ayuda a reducir los marcadores de inflamación en el cuerpo. Aunque el ejercicio puede ser proinflamatorio mientras lo haces, se ha observado que después reduce los niveles totales de inflamación. Independientemente de cualquier efecto sobre el peso, se ha demostrado además que el ejercicio reduce múltiples moléculas proinflamatorias y citocinas. Lo recomendado es de 30

CAPÍTULO 1. **LONGEVIDAD**

a 45 minutos de ejercicio aeróbico y de 10 a 25 minutos de entrenamiento con pesas o resistencia al menos cuatro a cinco veces por semana, pero ya hablaremos acerca de los pros y contras de diferentes tipos de ejercicio en el capítulo 3. **Control de estrés:** practicar técnicas de relajación como meditación, *mindfulness*, yoga o respiración profunda puede ayudar a reducir la inflamación; platicaremos más de esto en el capítulo 4.

- **Sueño:** el estrés también puede causar trastornos del sueño. Sabemos que las personas con horarios de sueño irregulares tienen más probabilidades de sufrir inflamación crónica que aquellas que tienen un sueño constante, por lo que en el capítulo 6 abordaremos la importancia del sueño y el descanso. Un sueño de calidad es esencial para la reparación del cuerpo y la reducción de la inflamación.

- **Evitar hábitos nocivos:** reducir el consumo de alcohol, dejar de fumar y evitar la exposición prolongada a contaminantes puede minimizar la inflamación crónica. Ya hablaremos más acerca de todos los hábitos nocivos y tóxicos a los que estamos expuestos constantemente en el capítulo 7.

En resumen, la inflamación crónica es un estado de activación inmunológica persistente que, si no se controla, puede contribuir al desarrollo de muchas enfermedades graves y acelerar el envejecimiento. Como dije al principio de este capítulo, el infarto a los 50 años inició a los 20, el Alzheimer a los 70 inició a los 40, la pérdida de independencia a los 80 empezó a los 30. ==La calidad de vida que buscas mañana empieza con las decisiones que tomas hoy.== Tienes un cuerpo para toda la vida, ¡cuídalo!

Referencias

Al Aboud, N. M., Tupper, C., y Jialal, I. (2023). Genetics, Epigenetic Mechanism. En *StatPearls* [Internet]. Treasure Island (FL): StatPearls Publishing. Consultado en https://www.ncbi.nlm.nih.gov/books/NBK532999/

Bray, F., *et al.* (2020). Global cancer statistics 2022: GLOBOCAN estimates of incidence and mortality worldwide for 36 cancers in 185 countries., *CA: A Cancer Journal for Clinicians*. Consultado en https://acsjournals.onlinelibrary.wiley.com/doi/10.3322/caac.21834

Centers for Disease Control and Prevention (2024). Leading Causes of Death. Consultado en https://www.cdc.gov/nchs/fastats/leading-causes-of-death.htm

National Institute on Aging (2019). Drug Combo Removes Senescent Cells, Restores Cell Growth in Obese Mouse Model. Consultado en https://www.nia.nih.gov/news/drug-combo-removes-senescent-cells-restores-cell-growth-obese-mouse-model

Pahwa, R., Goyal, A., y Jialal, I. (2023). Chronic Inflammation. En *StatPearls* [Internet]. Treasure Island (FL): StatPearls Publishing. Consultado en https://www.ncbi.nlm.nih.gov/books/NBK493173/

PubMed (1990). A Study on Cellular Mechanisms. Consultado en https://pubmed.ncbi.nlm.nih.gov/2383394/ Suen,

K., Lau, L. L., y Yermakov, V. (1974). A Study of Cancer Mortality Rates. Consultado en https:// acsjournals.onlinelibrary.wiley.com/doi/pdf/10.1002/1097-0142(197404)33:4%-3C1164::AID-CNCR2820330440 %3E3.0.CO;2-O

World Health Organization (s. f.). The Top 10 Causes of Death. Consultado en https://www.who.int/news-room/fact-sheets/detail/the-top-10-causes-of-death

Zaninotto, P., *et al.* (2020). Socioeconomic Inequalities in Disability-Free Life Expectancy in Older People from England and the United States: A Cross-National Population-Based Study. *The Journals of Gerontology: Series A, 75*(5), 906-913. https://doi.org/10.1093/gerona/glz266

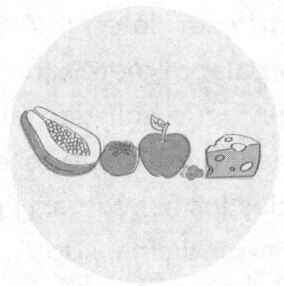

Capítulo 2

La dieta de la longevidad

1. ¿A QUIÉN LE HAGO CASO?

Te metes a Instagram y encuentras a una influencer hablando de los beneficios de la dieta keto, sigues deslizando y te sale una doctora contándote cómo el ayuno intermitente ayuda a revertir la resistencia a la insulina, continúas avanzando y ahora un nutriólogo dice que lo que debes hacer para bajar de peso y estar saludable es únicamente contar calorías. ¿Quién tiene razón? ¿A quién le hace uno caso entre toda esta información? Empecemos por repasar cómo empezó todo esto para entender por qué estamos en esta situación.

La palabra *diatia* surgió en la Antigua Grecia, de la que deriva nuestra palabra *dieta*, que describe toda una forma de vida con enfoque holístico alrededor de la salud física y mental, y hacer dieta en aquel entonces tenía que ver con esto en todos los aspectos. Hipócrates, conocido como el padre de la medicina, sugirió una alimentación moderada y ejercicio para tener buena salud. Él creía en equilibrar la ingesta de alimentos con la actividad física. Y Galeno, un médico romano, enfatizó la importancia de la alimentación para la salud, abogando por una alimentación equilibrada para mantener el bienestar del cuerpo.

El italiano Luigi Cornaro publicó el primer libro sobre dieta en 1558, titulado *El arte de vivir muchos años*, en el que aconsejaba a los lectores que se limitaran a consumir no más de lo que correspondería a 340 g de comida y 355 ml de vino al día. Fue hasta el siglo XIX cuando inició el interés por la alimentación para bajar de peso y la aparición de dietas de moda; ==comienza una inquietud por cuidar la alimentación con fines estéticos y la noción de los "cuerpos ideales"==, así que en ese momento la belleza empieza a depender de la imagen del cuerpo de una persona.

La ropa ajustada a la figura de mediados del siglo XIX prevaleció tanto que surgió el primer "influencer de la dieta". Lord Byron, un poeta inglés conocido por ser muy guapo y seductor, batallaba con su peso y tenía un trastorno de la conducta alimentaria basado en hábitos restrictivos con los que intentaba bajar de peso. Así es como se convirtió en el inventor de la dieta del vinagre (una dieta que vemos incluso ahora con la práctica popular de consumir una cucharada de vinagre de manzana antes de las comidas) —más adelante te contaré más sobre ella y la evidencia existente que sí ha mostrado efectos benéficos en el control de la glucosa—. En 1863 William Banting publicó la *Carta sobre la corpulencia*, relatando su éxito con una dieta baja en carbohidratos que hacía hincapié en el consumo de carne, verduras, frutas y vino seco, excluyendo el pan, la mantequilla, la leche, la cerveza y las papas.

En el periodo de finales del siglo XIX y principios del XX, que corresponde a la época porfiriana en México, creció la preocupación por la figura, sobre todo entre mujeres de la clase alta. Las dietas se centraban en la moderación y el control de las porciones, pero no había un enfoque científico claro. En 1918 la cultura de la dieta experimentó una gran revolución. Comenzó a orientarse al conteo de calorías con la publicación de la doctora Lulu Hunt *Diet and Health: with Key to the Calories* (Dieta y salud: con la clave de las calorías), donde animaba a la gente a ver los alimentos en términos de calorías y a comer menos de las que utilizaba o gastaba. Una de las dietas más raras que arrasó en Estados Unidos e Inglaterra a principios del siglo XX fue el "fletcherismo", que consistía en que la gente masticara cada bocado 32 veces (o hasta que estuviera líquido) para después tragar o en ocasiones escupir el alimento.

Durante las décadas de 1930 y 1940, con la Gran Depresión y la Segunda Guerra Mundial, las opciones de comida se vieron afectadas por la escasez de alimentos. En Europa la comida solía ser racionada y se promovía el con sumo de alimentos básicos disponibles, pero la industria de las dietas explotó después de estos periodos. Esto se debió, en parte, a los avances en la tecnología alimentaria y publicitaria, así como a la carencia derivada de las guerras. La era de la posguerra vio el surgimiento de programas de dietas comerciales como la dieta de la sopa de repollo y la dieta de la toronja, dos de los regímenes alimenticios de moda más populares.

En 1963 Jean Nidetch fundó Weight Watchers en Estados Unidos, un programa basado en el conteo de calorías con un sistema de puntos para el seguimiento de la ingesta de alimentos combinado con reuniones grupales de personas inscritas en el programa. Este fue muy exitoso y se expandió a diversos países del mundo, incluyendo a México. En esta década las mujeres estadounidenses comenzaron a hacer nuevas dietas e incluso a consumir diferentes sustancias para la pérdida de peso. Por ejemplo, las anfetaminas, como la benzedrina, que originalmente utilizaban los soldados para tratar el trastorno de estrés postraumático, se empezó a comercializar cada vez más entre las mujeres como pastillas para adelgazar. Las dietas de moda incluían la dieta de la ciruela y, una vez más, la dieta de la sopa de repollo.

Después, en 1972, surgió la famosa dieta Atkins, basada en una alimentación baja en carbohidratos que se hizo extremadamente popular, enfocada en una ingesta alta en grasa y proteína. Esta dieta minimiza la ingesta de carbohidratos (más adelante voy a enseñar la evidencia actual de este tipo de alimentación). Gracias al doctor At-

CAPÍTULO 2. **LA DIETA DE LA LONGEVIDAD**

kins, la década de 1990 vio un auge en este tipo de dietas bajas en carbohidratos o keto, como la South Beach Diet, que promovía la pérdida de peso mediante la restricción de carbohidratos y el aumento de las proteínas.

Ahora han surgido dietas enfocadas en controlar los niveles de glucosa e insulina como The Zone Diet. O aquella que sostiene que deberíamos comer como nuestros ancestros cazadores-recolectores: la dieta paleo es un plan de alimentación basado en alimentos que los humanos podrían haber comido durante el Paleolítico, aunque algunos antropólogos sostienen que la alimentación en la era paleolítica de hace aproximadamente 2.5 millones a 10 000 años sería muy diferente a como se está vendiendo.

Esta dieta se centra en el consumo de carnes magras, pescado, frutas, verduras, nueces y semillas. No incluye alimentos que se volvieron más comunes cuando comenzó la agricultura a pequeña escala hace unos 10 000 años. Estos alimentos incluyen cereales, legumbres, alimentos procesados y productos lácteos. Otros nombres para la dieta paleo incluyen dieta paleolítica, dieta de la Edad de Piedra, dieta de cazadores-recolectores y dieta del hombre de las cavernas.

Y para terminar, una de las últimas modas: el ayuno intermitente. Este enfoque alterna periodos de alimentación y ayuno con métodos variables en horas y días (también hablaré sobre el ayuno intermitente en las próximas páginas).

En conclusión, las dietas han existido durante muchísimos años, muchas de estas se convirtieron en importantes antecedentes a las que vemos hoy en día. Aunque mi objetivo no es que aprendieras todos los antecedentes históricos de las dietas, me parece necesario hacer este repaso para que observemos cómo han cambiado a lo largo del tiempo, cómo las dietas se ajustan a distintas modas, acorde a las ideas sobre alimentos en diferentes momentos y siempre con promesas de salud.

En este capítulo busco, sobre todo, mostrar la evidencia existente de cada una de estas para que puedas elegir con criterio e información sobre tu salud. La realidad es que han pasado cientos de años y aún no tenemos una respuesta absoluta y certera. Lo que tenemos son modas, publicidad e influencia, aunque quien siga leyendo encontrará algunas respuestas basadas en la ciencia. Por eso ahora nos vamos a sumergir en la evidencia científica que existe de cada uno de los tipos de dietas más populares, para que a partir de ahora puedas elegir seguir, o no, la siguiente dieta de moda que veas en Instagram.

2. *LOW FAT* O *LIGHT* VS. LÁCTEOS ENTEROS

Empecemos con las diferentes tendencias de alimentación. Vas al súper al área de lácteos y encuentras filas y filas de productos con diferentes niveles de grasa. Sin, con, bajo en grasa, 0%, sin azúcar, semidescremada, etc. Y una vez más caemos en la disyuntiva de cuál elegir.

CAPÍTULO 2. **LA DIETA DE LA LONGEVIDAD**

Autoridades de la salud como la Asociación Americana del Corazón o la Organización Mundial de la Salud (OMS) han recomendado elegir las versiones sin grasa o bajas en grasa. Esto surge de la idea de que los productos lácteos enteros tienen un alto contenido de grasas saturadas, por lo que elegir versiones bajas en grasa podría reducir el riesgo de enfermedad cardiovascular. Sin embargo, esto se determinó en los años ochenta y desde entonces la mayoría de los estudios sobre los efectos de la grasa de lácteos en la salud no ha logrado encontrar ningún beneficio de elegir las versiones bajas en grasa sobre las enteras. Así que buena noticia si eres fan de tu leche entera.

El debate entre los productos lácteos bajos en grasa y los enteros gira en torno a sus impactos nutricionales y posibles beneficios para la salud. Los productos lácteos bajos en grasa, como la leche y el queso *light* o bajo en grasa, se han recomendado tradicionalmente para la salud del corazón debido a su menor contenido de grasas saturadas que pueden ayudar a controlar los niveles de colesterol y reducir el riesgo de enfermedades cardiovasculares. Sin embargo, estudios recientes sugieren que los productos lácteos enteros también pueden ofrecer beneficios para la salud. Los lácteos enteros contienen ácidos grasos esenciales, vitaminas liposolubles (como A, D, E y K) y ácido linoleico conjugado, y cuentan con propiedades antiinflamatorias y promotoras de saciedad, lo que podría ayudar a controlar el peso.

En el estudio PURE (Prospective Urban Rural Epidemiology), publicado en 2018, los investigadores aplicaron encuestas sobre ingesta de alimentos a 136 384 adultos de 21 países durante nueve años. ==Encontraron que aquellos que consumían dos o más porciones de lácteos al día tenían 22% menor probabilidad de desarrollar enfermedades cardiovasculares y 17% menor mortalidad== que aquellos que no consumían ningún producto lácteo.

En otra revisión, el consorcio FORCE (Fatty acids and Outcomes Research Consortium) analizó los resultados de 16 estudios en los que participaron más de 63 682 adultos. Descubrieron que aquellas personas que tenían ==niveles más altos de grasas lácteas en la sangre tenían 29% menos probabilidad de desarrollar diabetes tipo 2 que aquellas con niveles más bajos==. También detectaron que aquellos que consumían niveles más altos de grasas saturadas provenientes de productos lácteos no desarrollaron mayor probabilidad de enfermedad cardiovascular o de morir. Pero este tema sigue siendo polémico porque otros estudios no han encontrado tal relación y algunas investigaciones incluso sugieren que los lácteos, particularmente las opciones enteras y productos no fermentados, pueden estar asociados con un aumento en el riesgo de prediabetes y diabetes tipo 2.

La realidad es que estos estudios no pueden probar que los productos lácteos por sí solos reduzcan o aumenten ciertos riesgos de enfermedades; únicamente establecen relaciones entre el consumo de lácteos y algunas condiciones de salud sin establecer causalidad. Sin embargo, hay que mencionar que algunas pruebas a corto plazo han demostrado que el consumo de pro-

CAPÍTULO 2. **LA DIETA DE LA LONGEVIDAD**

ductos derivados de la leche, incluidos los lácteos enteros, redujeron la presión arterial de los participantes y no aumentaron el peso ni los niveles de LDL (lípidos de baja densidad) o "colesterol malo". Esto, nuevamente, sugiere que la grasa láctea no es dañina para la salud. A pesar de que los productos lácteos enteros tienen más calorías, los estudios han encontrado que quienes los consumen no tienen más probabilidad de aumentar de peso. Actualmente se está revisando la evidencia sobre cómo el consumo de grasas saturadas afecta el riesgo de enfermedad cardiovascular.

Oye, pero también he escuchado que los lácteos son proinflamatorios...

La conversación sobre la relación entre algunas elecciones alimentarias y el desarrollo de inflamación crónica (ya platicamos del rol de la inflamación en el primer capítulo) en el cuerpo se ha convertido en un tema de moda. Pero ¿por qué se habla tanto de que los lácteos son inflamatorios? Puede ser porque la grasa principal que se encuentra en la leche es la grasa saturada y se sabe que las dietas ricas en grasas saturadas pueden aumentar la inflamación. Por esta razón, las pautas dietéticas para estadounidenses 2020-2025 recomiendan limitar la ingesta de grasas saturadas a menos de 10% del total de calorías consumidas diariamente. Pero, por otro lado, algunos ácidos grasos de los lácteos, como los ácidos grasos de cadena corta, se han asociado con beneficios para la salud, por lo mismo, algunas investigaciones han cuestionado ==si todas las grasas saturadas pueden tener efectos negativos.==

Una revisión sistemática publicada en 2019 por investigadores en Noruega y España encontró que los lácteos no tenían un efecto proinflamatorio en adultos sanos o en adultos con síndrome metabólico, obesidad o diabetes tipo 2. Curiosamente, observaron un efecto antiinflamatorio débil con ciertos productos lácteos fermentados como el kéfir y el yogurt, pero este efecto solo apareció en algunos estudios. Se necesita mayor investigación de alta calidad para analizar y confirmar esta posible relación.

Para la mayoría de las personas, ==las investigaciones no respaldan un vínculo consistente entre los lácteos y la inflamación.== Sin embargo, existen excepciones, como las personas con alergia a la leche, intolerancia a la lactosa o un consumo muy elevado de lácteos. Algunas personas experimentan efectos adversos después de consumirlos debido a ciertas condiciones de salud, y es aquí donde entra en juego la inflamación.

Entonces ¿cuál elijo?

¡Lo que más te guste! Siempre y cuando tu médica no te haya dado alguna contraindicación específica, porque seamos honestos: ¿a quién no le gustan los productos con grasa entera si son más ricos y tienen mejor textura?

Además, hay que considerar que al eliminar la grasa también se pierden algunas vitaminas como la A y la D. Eso sí, si te gustan mucho los lácteos y consumes más de dos porciones al día no dejes de consultarlo con tu médica o nutrióloga para elegir lo que mejor se ajuste a tus necesidades y metas. La elección entre productos lácteos bajos en grasa y enteros debe considerar tus objetivos de salud individuales, tus necesidades dietéticas y preferencias personales, no centrarse en los patrones dietéticos generales. Recuerda que las opciones vegetales —leche de almendras, de soya o de avena— también son una gran alternativa cuando buscamos disminuir la ingesta de lácteos o de productos animales.

3. AYUNO INTERMITENTE

Últimamente se ha puesto de moda el ayuno intermitente, lo escuchamos por todos lados. Este se trata de un patrón de alimentación que alterna entre periodos de ayuno (no comer) y de ingesta. No tiene una lista de alimentos específicos para comer ni cuenta calorías, más bien se centra en cuándo comerlos. El objetivo principal del IF (*intermittent fasting*, por sus siglas en inglés) es ayudar al cuerpo a utilizar las reservas de energía de forma eficiente y, potencialmente, proporcionar diversos beneficios para la salud, como pérdida de peso, mejorar la salud metabólica y la función cognitiva. Existen varios métodos populares de ayuno intermitente, cada uno con diferentes periodos de restricción y alimentación:

- **Método 16/8 o protocolo Leangains:** este método implica ayunar durante 16 horas y consumir alimentos únicamente en un periodo de ocho horas. Por ejemplo, las personas pueden comer entre el mediodía y las 8 p.m., y luego ayunar desde las 8 p.m. hasta el mediodía del día siguiente. Otra opción es comer entre las 8 a.m. y las 4 p.m., y dejar de comer las 16 horas de noche. Es uno de los métodos más populares y sostenibles, ya que permite un periodo de alimentación razonable.

- **Dieta 5:2 o dieta rápida:** bajo este enfoque puedes comer libremente durante cinco días de la semana y restringir significativamente la ingesta de calorías (a unas 500-600 calorías) los otros dos días. Es decir, puedes comer normal los lunes, martes, jueves, viernes y sábado, y consumir calorías limitadas los miércoles y domingos. Este método puede ser más fácil de manejar porque solo necesitas aguantar los antojos dos días a la semana, aunque a mi parecer podría llevar a que te sobrepases los días que sí puedes comer libremente.

- **Comer-parar-comer:** la dinámica de este método es ayunar durante 24 horas completas una o dos veces por semana. Aquí podrías terminar de cenar a las 7 p.m. de un lunes y luego no comer hasta las 7 p.m. del martes, por ejemplo. Este régimen puede lograr una reducción significativa de ingesta de calorías y es fácil, pero puede resultar un gran reto por el periodo de ayuno prolongado.

CAPÍTULO 2. **LA DIETA DE LA LONGEVIDAD**

- **Ayuno en días alternos:** este enfoque es un poco diferente porque alterna entre días de alimentación normal y días de ayuno o de comer muy pocas calorías (unas 500). Un día sí, un día no. Comes como lo harías por lo regular el lunes, ayunas o comes mínimamente el martes, comes normal el miércoles, y así en lo sucesivo. Puede ayudar a reducir sustancialmente la ingesta de calorías, pero puede ser difícil de mantener a largo plazo por los días frecuentes de ayuno.
- **Dieta del guerrero:** tal cual como supuestamente se alimentaban los cazadores de antaño, en periodos de cuatro horas tras un ayuno de 20 horas. Puedes ayunar de 8:00 p.m. a 4:00 p.m. del día siguiente y luego comer abundante entre las 4:00 p.m. y las 8:00 p.m., y repetir.
- **Saltarse comidas espontáneamente:** en lugar de seguir un plan estructurado, este enfoque implica saltarse comidas ocasionalmente cuando uno no tiene hambre o cuando es conveniente. No hay un horario fijo, te saltas comidas según tus niveles de hambre y tu rutina diaria.
- **One Meal a Day u omad:** este régimen restringe la alimentación a una sola comida al día, lo que resulta en ayunos muy prolongados de alrededor de 23 horas.
- **Alimentación con tiempo restringido:** este es similar al método 16/8, pero puede variar en las ventanas de ayuno y alimentación, como 14/10 o 18/6.

Esta variedad de métodos ofrece una flexibilidad que ninguna otra dieta o régimen tiene porque es posible adaptarlo a diferentes estilos de vida y preferencias, ya sea a través de un periodo de ayuno diario, restricciones calóricas semanales o saltarse comidas de vez en cuando. Así brinda flexibilidad en el manejo de la ingesta de alimentos. La elección del método depende de los objetivos individuales, las rutinas diarias y de qué tan bien se pueden cumplir los periodos de ayuno. No olvides consultar con tu médica antes de empezar un ayuno intermitente.

¿Qué ventajas tiene el ayuno intermitente?

La respuesta honesta es: todavía no lo sabemos con exactitud porque, como existen diferentes tipos, su estudio ha sido difícil. Antes solo se hacía ayuno por motivos religiosos o de protesta, hasta que en 2020 comenzaron a surgir estudios que posicionaron al ayuno intermitente como la nueva promesa de salud y longevidad.

La realidad es que cuando dejamos de comer, necesitan pasar alrededor de 10 a 12 horas para que se consuman o utilicen las calorías almacenadas temporalmente en el hígado. Si estas calorías reservadas no se utilizan se convierten y almacenan en forma de grasa. Durante los ayunos, una vez que se agota la glucosa, la grasa se descompone y se utiliza para obtener energía.

Durante mucho tiempo también se creyó en el conteo de calorías o largos periodos de ayuno como único método para la pérdida de peso (hablaremos de esto a

CAPÍTULO 2. **LA DIETA DE LA LONGEVIDAD**

fondo más adelante), porque así, indirectamente, reducimos la cantidad de calorías ingeridas. Este método está inspirado en la forma de vida de nuestros antepasados humanos, quienes no consumían tres comidas grandes al día, no tenían el fácil acceso que tenemos ahora a diferentes alimentos, no consumían *snacks*, ni vivían la vida sedentaria que vivimos hoy en día.

Con los animales es muy diferente. En ellos, el ayuno intermitente ha sido mucho más estudiado y ha demostrado beneficios contundentes. En 2022 unos investigadores de Singapur estudiaron ratoncitos que sufrieron un accidente cerebrovascular (embolia); los investigadores demostraron que aquellos que se alimentaban solo de forma intermitente sufrían menos daño cerebral por ser más capaces de resistir el estrés de la falta de oxígeno y energía. Y una revisión del *New England Journal of Medicine* en 2019 concluyó diversos beneficios en múltiples condiciones como en obesidad, diabetes, enfermedades cardiovasculares, cánceres y enfermedades cerebrales neurodegenerativas con el ayuno en animales.

En humanos, los estudios sobre el ayuno intermitente han sido muy polémicos. Algunos han encontrado mejoría en la resistencia a la insulina, en el control glucémico, en niveles de grasa en la sangre, en la presión arterial y en la inflamación, además de notar una reducción en el riesgo de diabetes tipo 2, independientemente de la pérdida de peso. Esto se podría deber en parte a un menor consumo de calorías que a su vez baja los niveles de insulina, provocando que el cuerpo queme grasa almacenada para obtener energía. Este es el proceso que conduce a la reducción de la grasa corporal que promete el ayuno intermitente.

Pero como en todo, el ayuno intermitente no es magia. En 2022 comenzaron a salir nuevos estudios. En uno de ellos, publicado en el *New England Journal of Medicine*, incluyeron a 139 personas con obesidad divididas en dos grupos: un grupo que comía a lo largo de 24 horas y otro que consumía la misma cantidad de calorías diarias en un periodo limitado de ocho horas, es decir, con el método de ayuno intermitente 16/8. Ambos grupos perdieron peso y no hubo una diferencia significativa en el peso perdido, grasa o circunferencia abdominal entre ambos grupos. Tampoco encontraron diferencias en grasa o glucosa en la sangre, sensibilidad a la insulina, grasa en la sangre o presión arterial, lo que indica que la restricción calórica podría ser responsable de la mayoría de los beneficios vistos en personas con ayuno intermitente, mas no los periodos de ayuno como tal.

En 2024 se presentó un estudio en el congreso de la Asociación Americana del Corazón donde asociaron el ayuno intermitente a un aumento en riesgo de mortalidad por enfermedad cardiovascular de 91%. En este estudio se incluyeron 20 078 adultos, y del total de los participantes que limitaban su consumo de alimentos a ocho horas al día, 91% tuvo mayor riesgo de mortalidad que aquellos que reportaban ingesta de alimentos en un margen de 12 a 16 horas. En este estudio únicamente 414 personas ingerían alimentos bajo este régimen de ayuno

CAPÍTULO 2. **LA DIETA DE LA LONGEVIDAD**

intermitente y coincidía que estos participantes contaban con menor educación, menores ingresos, menor acceso a alimentos y mayores índices de tabaquismo. Y aunque el asociar no implica causalidad, los resultados llamaron mucho la atención.

Cuando hablamos de salud nada es blanco y negro, siempre debemos individualizar. Aunque algunos estudios son contradictorios en cuestión de pérdida de peso y riesgo cardiovascular, la mayoría ha demostrado que los periodos de ayuno pueden mejorar la respuesta del cuerpo a la insulina. El ayuno intermitente es una estrategia útil para muchas personas porque simplifica la planificación y preparación de comidas, se adapta a diferentes estilos de vida y preferencias alimentarias y se puede combinar con otras dietas, como la mediterránea o la basada en plantas, para potenciar sus beneficios. No obtendrás todos los beneficios del ayuno intermitente si en tus ventanas de comida consumes alimentos procesados o altos en grasas saturadas o trans. Como siempre, lo ideal es llevar una planificación cuidadosa que integre todos los grupos de comida lo más natural posible, de lo contrario existe el riesgo de sufrir deficiencias nutricionales, pues menos comidas pueden significar menor oportunidad de obtener nutrientes esenciales.

A pesar de sus posibles beneficios, hay que mencionar que el ayuno intermitente no es para todos. Para personas que han sufrido de algún trastorno de la conducta alimentaria, la restricción de los periodos de ayuno podría ser riesgoso y provocar atracones o reforzar medidas restrictivas poco saludables. También puede resultar socialmente limitante (ya hablaremos de la importancia de la vida social para nuestro bienestar), como si por llevar un régimen de ayuno intermitente empiezas a faltar a reuniones sociales, porque muchas de estas giran en torno a la comida. Además, algunas personas pueden experimentar niveles bajos de energía, fatiga e irritabilidad.

Aunque el ayuno intermitente puede ser una herramienta eficaz para muchas personas, no es una solución ideal para todos y debe abordarse tomando en cuenta cuidadosamente las condiciones de salud individuales y los factores del estilo de vida. Consultar con tu médica es esencial antes de empezar cualquier régimen de ayuno para garantizar que sea apropiado y beneficioso a tus necesidades de salud específicas.

4. CONTEO DE CALORÍAS

Este método ha sido la base de muchos programas de pérdida de peso durante más de un siglo. El término *caloría* se estableció en la década de 1820 por el físico francés Nicolas Clément, quien daba conferencias sobre la eficiencia de las máquinas de vapor y definió la caloría como el calor necesario para elevar la temperatura de un kilogramo de agua en un grado Celsius.

Nutricionalmente, una caloría es una unidad que mide la cantidad de energía que los alimentos proporcionan al cuerpo y son esenciales para funciones básicas, como

CAPÍTULO 2. **LA DIETA DE LA LONGEVIDAD**

respirar y circular la sangre, pero también para otras más complejas, como procesos metabólicos, caminar y hacer ejercicio. La cantidad requerida es extremadamente variable acorde al sexo, edad, peso, estatura y nivel de actividad física.

En tablas nutricionales, cuando leemos "caloría" típicamente se refiere a la kilocaloría. Por ejemplo, cuando las etiquetas de los alimentos dicen que un alimento tiene 100 calorías, se refieren a 100 kilocalorías.

Existen diferentes fórmulas para calcular las calorías que requerimos para existir y funcionar. La tasa metabólica basal se utiliza para calcular el número de calorías que el cuerpo necesita para mantener funciones fisiológicas básicas durante el reposo, como respirar, la circulación y la producción celular. Para calcular el número total de calorías necesarias, incluyendo las quemadas a través de la actividad física, está el requerimiento calórico diario.

Tradicionalmente se estableció que para mantener un peso constante, la cantidad de calorías consumidas debía igualar a la cantidad de calorías quemadas, o sea, el requerimiento calórico diario debería consumirse exactamente. Este equilibrio asegura que el cuerpo tenga suficiente energía para sus funciones sin almacenar exceso de energía como grasa, mientras que si consumes más calorías de las que quemas provocaría un aumento de peso porque el cuerpo almacena el exceso de energía como grasa. Por lo tanto, consumir menos calorías de las que se queman llevaría a una pérdida de peso porque el cuerpo utiliza la grasa almacenada para obtener energía. Una práctica común es reducir la ingesta a 500 calorías por día para perder aproximadamente 500 gramos por semana.

Pero, por supuesto, cuando hablamos del cuerpo humano y su diseño tan perfecto, las cosas no son tan sencillas. Es aquí donde entran los grupos alimenticios y macronutrientes, es decir: los carbohidratos, las proteínas y las grasas.

Aunque tengan mala fama, los carbohidratos son la principal fuente de energía del cuerpo y se encuentran en alimentos como pan, arroz, pasta, frutas y verduras; proporcionan cuatro calorías por gramo. Por su lado, las proteínas son como nuestros tabiques: esenciales para la construcción y reparación de tejidos. Se encuentran en carne, pescado, huevos, productos lácteos, frijoles y nueces y también proporcionan cuatro calorías por gramo. Por último tenemos a las grasas, que son importantes para el almacenamiento de energía, la producción de hormonas y la protección de órganos. Se encuentran en aceites, mantequilla, aguacate, nueces y semillas y proporcionan *nueve calorías por gramo*.

De toda esta información viene el método de contar calorías, en el que se hace un seguimiento de la cantidad de energía consumida a través de alimentos y bebidas para controlar el peso. Al realizar un seguimiento de la ingesta de calorías, las personas pueden intentar consumir una cantidad específica para mantener, perder o aumentar de peso. Y aunque todo parecería tener mucho sentido, y lo tiene hasta cierto punto, en el cuerpo las cosas no funcionan así de fácil. Todos conocemos personas que

CAPÍTULO 2. **LA DIETA DE LA LONGEVIDAD**

aun teniendo dietas restrictivas no logran bajar de peso, les resulta muy difícil o se estancan.

Lo que pasa es que cuando las personas se someten a dietas estrictas bajo restricción calórica, la pérdida de peso no suele ser la calculada o esperada por fórmulas. Esto se debe a que el cuerpo siempre buscará el equilibrio, y si no le damos la energía suficiente, aunque haya una pérdida de peso inicial, se adaptará a llevar a cabo las funciones con la ingesta calórica recibida. Es decir, comenzará a requerir menos calorías para sus funciones básicas y el requerimiento calórico diario disminuirá, cambiará su metabolismo adaptándose a la energía que se le habrá estado proporcionando.

Otro problema al centrarnos únicamente en las calorías es que no todas son iguales. Cuando hablamos de alimentación es importante no solo considerar la cantidad de calorías, sino también el valor nutricional y la calidad de los alimentos consumidos. Los alimentos altos en azúcares añadidos y grasas no saludables sí proporcionan energía pero poco o ningún valor nutricional. Estas "calorías vacías" pueden contribuir al aumento de peso y a deficiencias nutricionales. Esta es una de las razones por las que no se puede ni debe decidir qué alimento es más saludable simplemente comparando su recuento de calorías porque es muy fácil descuidar vitaminas y minerales esenciales, por ejemplo.

Por eso, en investigaciones recientes el enfoque se ha ido hacia la calidad de los alimentos porque, aunque contar calorías es un método práctico y eficaz para controlar el peso al proporcionar estructura y una comprensión clara y sencilla de la ingesta de alimentos, es necesario equilibrar e integrar con el factor de la calidad nutricional y optar por alimentos integrales ricos en nutrientes y una ingesta equilibrada de macro y micronutrientes.

Durante mi adolescencia aprendí el famoso conteo de calorías. Me obsesioné con una aplicación en donde uno anotaba absolutamente todo lo que comía para contar las calorías y te calculaba cuántas más podías comer durante el día para mantener tu peso o bajar. ==Mi relación con el conteo de calorías no era sana.==

Las personas deben ser conscientes de los posibles impactos psicológicos del conteo de calorías y esforzarse por mantener una relación saludable con la comida. Lo que me pasó a mí, que me obsesioné y volví loca contando cada gramo y caloría que consumía por el miedo a subir de peso. Así que si estás pensando en hacer una dieta restrictiva es muy importante que lo consultes primero con tu médica y que te guíes con un nutriólogo, pero, por favor, ¡recuerda no irte a los extremos! Las personas que siguen una dieta muy baja en calorías pueden padecer efectos secundarios menores como fatiga, estreñimiento, náuseas y diarrea, además de que a largo plazo podrías alterar tu metabolismo haciendo que tu quema de calorías basal disminuya, como ya comenté previamente.

El efecto secundario grave más común de las dietas muy bajas en calorías son los cálculos o piedras biliares,

CAPÍTULO 2. **LA DIETA DE LA LONGEVIDAD**

por lo general presentes durante la pérdida rápida de peso. Esto pasa porque cuando el cuerpo experimenta un déficit de calorías, comienza a descomponer la grasa para obtener energía, el hígado secreta más colesterol, y al combinarse con la bilis es cuando puede formar los cálculos. También hay otras consecuencias físicas a largo plazo, incluido un mayor riesgo de osteoporosis, fatiga crónica, reducción de la masa muscular, hipertensión, enfermedades cardiacas y cáncer.

Y otra mala noticia, se ha demostrado que las dietas extremadamente bajas en calorías aumentan el peso a largo plazo, y que los procesos biológicos dentro del cuerpo provocan un efecto de rebote. Como ya mencioné, cuando tenemos una ingesta muy baja de calorías nuestras células creen que se enfrentan a una hambruna y almacenan energía en forma de grasa para sobrevivir. El cuerpo entra en adaptación de supervivencia, disminuye el ritmo del metabolismo y canibaliza los músculos. Por lo tanto, las dietas bajas en calorías dan como resultado una menor quema de calorías y un mayor almacenamiento de grasa. También se producen cambios hormonales que reducen la leptina, una hormona que provoca saciedad, aumentando lo que comemos a largo plazo.

Después de todo, lo único certero es que nada es un milagro y todo tiene que ver con el equilibrio. Pero aquí no acaba esta recapitulación, continuemos con las distintas dietas de moda para que podamos llegar a una buena alimentación.

5. KETO O *LOW CARB*

Seguramente has escuchado sobre las dietas bajas en carbohidratos o keto. Son planes dietéticos que restringen la ingesta de carbohidratos, que son la principal fuente de energía del cuerpo y se encuentran en alimentos azucarados, pan, arroz, pasta, frutas y verduras. Bajo esta dieta, estos alimentos deben ser consumidos en baja proporción y la alimentación debe estar basada en proteínas y grasas. Lo complicado aquí es que dentro de las dietas bajas en carbohidratos existen diferentes tipos, así que vamos uno por uno.

- **Dieta cetogénica:** es extremadamente baja en carbohidratos (normalmente menos de 20 a 50 gramos por día) con un alto contenido de grasas (alrededor de 70-80% de las calorías diarias) y moderada en proteínas. Esta dieta busca inducir un estado de cetosis, donde el cuerpo quema grasa como combustible en lugar de carbohidratos (glucosa) como principal fuente de energía, produciendo cetonas en el proceso.
- **Dieta Atkins:** implica varias fases, comenzando con una ingesta muy baja en carbohidratos y aumentando poco a poco la cantidad permitida. También se centra en alimentos ricos en proteínas y grasas. Al inicio restringe los carbohidratos a 20 gramos por día, aumentando a 50-100 gramos en fases posteriores.

CAPÍTULO 2. **LA DIETA DE LA LONGEVIDAD**

- **Dieta paleo:** conocida también como dieta del hombre de las cavernas, dieta de la Edad de Piedra o dieta de los cazadores-recolectores. Es un plan nutricional basado en la supuesta dieta de plantas silvestres y animales salvajes que fueron consumidos por los humanos del periodo Paleolítico. Elimina alimentos procesados, azucarados, cereales y lácteos, y se centra en carnes, pescados, verduras, frutas, frutos secos y semillas.

¿Cómo funcionan estas dietas? Recordemos que los carbohidratos se descomponen en glucosa, que es la principal fuente de energía para las células, los tejidos y órganos del cuerpo. Cuando esta descomposición sucede se elevan los niveles de azúcar en la sangre, que a su vez provocan la liberación de una hormona llamada insulina, cuya función es meter la glucosa en las células para ser utilizada de inmediato o en el hígado para ser almacenada y posteriormente utilizada, y también promueve el almacenamiento de grasa. Al reducir la ingesta de carbohidratos, se reducen los niveles de azúcar e insulina en la sangre, lo que baja el almacenamiento de glucosa y grasa, y potencialmente conduce a la pérdida de peso y la quema de grasa.

Por lo regular tardamos entre uno y cuatro días en entrar a un estado de cetosis bajo restricción de carbohidratos, pero es extremadamente variable dependiendo de la ingesta de carbohidratos así como de la actividad física realizada. El estado de cetosis es cuando, ante la cantidad baja de carbohidratos, el cuerpo comienza a quemar grasa en lugar de glucosa como principal fuente de energía, produciendo cetonas en el proceso.

Una dieta cetogénica "típica" consiste en al menos 70% de calorías derivadas de grasas, 10% de carbohidratos y alrededor de 20% de proteínas. Puede tener fines médicos, como para tratar niños con epilepsia de difícil control, pero la mayoría de las personas hace estas dietas con el objetivo de bajar de peso. Y sí lo logra, al menos a corto plazo, porque con la dieta cetogénica, al disminuir las reservas de glucosa, también perdemos agua, de ahí una aparente y rápida disminución de peso en las primeras semanas de cetosis. Después, durante los siguientes dos a seis meses, hay evidencia de que una dieta muy baja en carbohidratos puede ayudar a perder más peso que la dieta estándar, pero a los 12 meses la pérdida de peso es similar a otros regímenes alimenticios.

Tal vez ya te empezó a llamar la atención y quieres hacer esta dieta, pero antes de decidirte revisemos la evidencia científica.

Un estudio publicado en *Journal of the American Medical Association* (JAMA) en 2018 llamado "Dietfits" siguió a 609 adultos con sobrepeso divididos en dos grupos: uno con dieta baja en carbohidratos y otro con dieta baja en grasa. Resultó que ambos grupos perdieron casi la misma cantidad de peso en promedio: alrededor de 12 a 13 libras, y en ninguno de los dos grupos hubo cambios en la secreción de insulina, una hormona clave en trastornos metabólicos como diabetes mellitus tipo 2.

CAPÍTULO 2. **LA DIETA DE LA LONGEVIDAD**

En ese mismo artículo se reportó un estudio aleatorio de adultos con diabetes mellitus tipo 2 divididos en dos grupos (uno con medicamento para regular la glucosa en la sangre y otro con dieta cetogénica). Se encontró que ambos grupos disminuyeron sus niveles de azúcar al final de 48 semanas. El grupo que había seguido la dieta cetogénica disminuyó peso y requirió menos medicamentos. Además tuvo menos episodios de hiperglucemia (azúcar alta) que aquel en el que no hubo intervención alimentaria. Esto podría deberse a la reducción en peso y no necesariamente en sí al patrón alimenticio.

El mayor beneficio para personas con diabetes tipo 2 parece ser durante el primer año, ya que posterior a este, la Asociación Nacional de Lípidos de Estados Unidos encontró que la dieta cetogénica otorga beneficios similares a una dieta baja en grasa. Desafortunadamente no contamos con estudios que hagan seguimiento a personas con este tipo de dietas a largo plazo. Lo que sí se ha observado es que puede aumentar los niveles de colesterol LDL, lo que podría provocar riesgo cardiovascular (o sea mayor riesgo de infartos). Para estos riesgos, la Asociación Americana del Corazón recomienda un plan de alimentación bajo en grasas saturadas (como grasa proveniente de carne) y cambiarla por grasas no saturadas, como aceite de olivo y aguacate, pero más adelante hablaré acerca de la dieta o plan de alimentación con muchos más pros que todos los que hemos revisado.

La dieta keto no es la única forma de perder peso o cambiar tu vida, y personalmente no soy fan de limitar todo un grupo de macronutrientes o reducirlos al mínimo porque sí, te puede ayudar a bajar de peso muy rápido, pero es común el rebote y muy poco sostenible.

6. EL PAPEL DE LA GLUCOSA

Los carbohidratos, al ser ingeridos, se convierten en glucosa que es absorbida por el torrente sanguíneo, lo que provoca un aumento en los niveles de azúcar en la sangre y, de esta manera, que el páncreas libere insulina. La insulina sirve para ayudar a las células a absorber la glucosa de la sangre y así disminuir los niveles de azúcar para que el cuerpo regrese a un rango normal a medida que el cuerpo utiliza o almacena la glucosa. El aumento frecuente de glucosa e insulina puede provocar resistencia a la insulina, es decir, que las células se vuelvan menos receptivas a ella y posteriormente conducir a diabetes tipo 2. Es como si alguien estuviera picando tu brazo con la punta de un lápiz todo el tiempo, en algún momento el estímulo sería menor e incluso podrías dejar de sentirlo.

Y sí, ese aumento o "pico" de glucosa puede incrementar los niveles de energía, por lo común conocido como *sugar high*, pero normalmente va seguido de una rápida caída del azúcar en la sangre, que se siente como fatiga o el famoso *mal del puerco*.

CAPÍTULO 2. **LA DIETA DE LA LONGEVIDAD**

Por otro lado, la insulina promueve el almacenamiento del exceso de glucosa en forma de grasa, lo que puede contribuir a un aumento de peso. También puede causar inflamación y daño a los vasos sanguíneos, aumentando el riesgo de enfermedades cardiovasculares y, con el tiempo, dañar órganos como el corazón, los riñones y los ojos (como pasa en personas con diabetes tipo 2). A partir de esta información es que ahora escuchamos mucho sobre esos "picos". Estos incrementan la producción de especies reactivas de oxígeno, que son moléculas que causan inflamación, daño al ADN y al endotelio de nuestras venas y arterias (es decir, a las paredes de estas).

En el *English Longitudinal Study of Ageing (ELSA)*, publicado en 2018, valoraron la función cognitiva de 5189 personas con edad promedio de 66 años, además de la hemoglobina glucosilada (un valor que nos permite conocer los niveles de glucosa en los últimos tres meses), durante un periodo de 10 años. No encontraron asociación entre los niveles de glucosa y cognición al inicio, pero con el paso del tiempo encontraron que los niveles de hemoglobina glucosilada aumentaban mientras que las funciones cognitivas y las ejecutivas disminuían. Es decir, un consumo alto de carbohidratos y los picos de azúcar se asociaba con la disminución de importantes funciones.

Aunque no es necesariamente evidencia de una causa efecto, sin duda existe dicha asociación y se ha propuesto que es secundaria a daño microvascular cerebral causado por niveles elevados de glucosa, e incluso existen muchas investigaciones alrededor del Alzheimer llamándolo diabetes tipo 3.

Presento esto para advertir que algunos factores que conducen a estos picos de glucosa son obviamente lo que comemos (y también el orden en el que comemos), el sueño, la actividad física, los niveles de estrés y algunos medicamentos.

Manejar los picos de glucosa implica elecciones dietéticas, actividad física habitual y, en algunos casos, medicación. Llevar una dieta equilibrada centrada en alimentos, fibra y proteínas de bajo índice glucémico puede ayudar a estabilizar los niveles de azúcar en la sangre.

¿Y qué onda con el gluten?

Una dieta sin gluten o sin cereales puede presentar riesgos y no se recomienda para alguien que no sea intolerante al gluten. La realidad es que no hay razón para que alguien nada más porque sí comience una dieta sin gluten para promover el bienestar. Si lo quitas de tu dieta puede causar problemas porque el gluten es una fuente alta de fibra, la cual es importante para tu salud digestiva general; dejarlo puede provocar estreñimiento y otros problemas intestinales. Como parte de una dieta saludable, el consumo elevado de cereales integrales se ha asociado con un riesgo reducido de enfermedades cardiacas, algunos cánceres, diabetes tipo 2, obesidad y muerte por muchas causas, incluidas infecciones y enfermedades respiratorias. Además, los alimentos sustitutos sin gluten tienden a tener más grasa, más azúcar y más sal que sus homólogos que contienen gluten, es decir, son menos saludables. Evitar los cereales integrales porque has escuchado que el gluten es malo es como evitar las frutas enteras por que has oído que la fructosa es mala. No lo son, así que por favor evita caer en estas modas si no estás diagnosticado con enfermedad celiaca o tienes una indicación médica verdadera para hacerlo e intenta consumir todo con medida y como parte de un equilibrio.

7. ¿Y QUÉ ONDA CON LOS PICOS DE GLUCOSA?

El factor más importante en estos picos de glucosa es lo que ingerimos, principalmente en cuanto a carbohidratos. Alimentos que tienen una alta cantidad de carbohidratos pueden hacer que el nivel de azúcar en la sangre se dispare. Tal es el caso de alimentos como el arroz blanco, la pasta y los altamente procesados o fritos. Si los carbohidratos consumidos contienen una alta cantidad de fibra (como la contenida en el gluten), esta ayudará a contrarrestar dicho pico porque reduce la absorción de glucosa en la sangre, por eso siempre hay que preferir carbohidratos complejos o integrales altos en fibra, como arroz integral, quinoa, frijoles y verduras.

De aquí surge la importancia del orden de los alimentos. Lo ideal es comenzar con alimentos altos en fibra (como una ensalada o verduras), seguido de la proteína y por último los carbohidratos (idealmente integrales), de esta manera podemos amortiguar la absorción de glucosa al torrente sanguíneo.

También es importante que sepas que si te saltas comidas, es más probable que el nivel de azúcar en la sangre suba demasiado después de comer. Un estudio publicado en *Nutrients* en 2023 encontró que las personas que comieron un desayuno de 500 calorías con al menos 35% de proteína tenían niveles de azúcar en la sangre más bajos después de las comidas *durante todo el día* que aquellas que comieron un desayuno bajo en proteínas y alto en carbohidratos. Esto se debe a que la proteína ayuda a disminuir el ritmo de la digestión haciendo que el nivel de azúcar en la sangre aumente más lento después de las comidas.

A propósito de esto, seguro has escuchado que tomar vinagre de sidra de manzana puede ayudar a controlar los niveles de glucosa en la sangre. En un estudio se valoró el impacto de su consumo en personas con diabetes tipo 2, con un grupo sin consumo de vinagre y otro que tomaba 30 ml al día, durante ocho semanas. Encontraron que los niveles de glucosa en ayunas disminuyeron más en el grupo que consumía el vinagre. Hubo una diferencia significativa en los niveles de hemoglobina glucosilada entre los dos grupos después de ocho semanas, además de que el colesterol LDL disminuyó con el vinagre. Los beneficios son contundentes y funciona a través de varios mecanismos:

1. Puede disminuir la velocidad a la que los alimentos salen del estómago y entran al intestino, lo que lleva a una absorción más gradual de glucosa en el torrente sanguíneo. Esto ayuda a prevenir picos bruscos en los niveles de azúcar en la sangre después de las comidas.
2. Puede mejorar la sensibilidad a la insulina, en especial después de las comidas. Esto significa que las células del cuerpo pueden responder mejor a la insulina y absorber glucosa de la sangre, lo que ayuda a reducir los niveles de azúcar en la sangre.
3. Puede inhibir las enzimas que descomponen los carbohidratos en glucosa, lo que resulta en una liberación más lenta de glucosa en el torrente sanguíneo.

La recomendación es mezclar una o dos cucharadas en un vaso grande de agua y beberlo antes del desayuno o de las comidas a lo largo del día. Es importante agregar que el vinagre de sidra de manzana puede causar molestias digestivas en algunas personas, entonces, como todo, no es para todos. También puede interactuar con ciertos medicamentos, como los diuréticos y la insulina, por ello siempre consulta a tu médica antes de incorporarlo a tu dieta, ya que a pesar de sus beneficios no debe reemplazar el tratamiento médico para la diabetes u otras afecciones de salud. Además puede erosionar el esmalte dental, por eso es importante no tomarlo directo sino mezclarlo en agua.

Ahora hablaré acerca de otros factores que contribuyen a los picos de glucosa para que estés atento y te cuides más:

a) Sueño

No descansar lo suficiente afecta la capacidad del cuerpo para controlar el azúcar en la sangre. No dormir bien, aunque sea por una noche, hace que el cuerpo no responda a la insulina de manera eficiente y entonces aumenten los niveles de glucosa en la sangre. En un estudio publicado en 2024 en *Nat Rev Endocrinol* encontraron que adultos que dormían cuatro a seis horas por noche tenían una capacidad para descomponer la glucosa 40% menor a lo esperado. En otro estudio con 247 867 adultos, publicado en 2024 en JAMA *Network Open*, encontraron que quienes dormían menos de cinco horas diarias tenían 16% mayor riesgo de desarrollar diabetes tipo 2 y los que dormían de tres a cuatro horas un riesgo de 41% mayor, aun cuando llevaban una alimentación saludable. Pero ya hablaremos más de la importancia e impacto del sueño en el capítulo 6.

b) Actividad física

Sabemos que cualquier actividad que hagamos necesitará energía y esta será tomada principalmente de nuestras reservas de glucosa, entonces es bastante claro que la actividad física tendrá un impacto sobre nuestros niveles de glucosa. Un ejercicio de intensidad leve, como podría ser caminar, puede reducir el nivel de azúcar en la sangre y mejorar la respuesta del cuerpo a la insulina. Múltiples investigaciones han demostrado que una caminata de 15 minutos después de una comida puede ayudar a reducir el nivel de azúcar en la sangre.

c) Estrés

Cuando estamos bajo presión, nuestro cuerpo libera hormonas como cortisol y adrenalina, que son moléculas de estrés que hacen que nuestro cuerpo actúe como si estuviera bajo ataque. Es entonces cuando comienza a liberar fuentes de energía almacenadas (glucosa y grasa) para enfrentar la amenaza llevando a que las células descompongan la glucosa y los niveles en la sangre aumenten. Estar constantemente estresado podría afectar tus niveles de azúcar en la sangre.

d) Medicamentos

Algunos medicamentos pueden provocar aumento en la glucosa. Por ejemplo, los corticosteroides, estatinas, diuréticos, algunos antibióticos y pastillas anticonceptivas. Por eso siempre pregúntale a tu médica por los posibles efectos adversos cuando te receten algún medicamento, más aún si tienes diagnóstico de diabetes o resistencia a la insulina.

El consejo general es: revisa tus hábitos en todos estos aspectos y en tus comidas busca siempre empezar con verduras, seguidas por proteína y finalmente los carbohidratos; opta por carbohidratos complejos o integrales y evita alimentos azucarados. Si quieres mejorar aún más o disminuir picos de glucosa pregunta a tu médica acerca del consumo de vinagre de manzana.

8. SÍ, SÍ, MUY INTERESANTE TODO, PERO YO QUIERO BAJAR DE PESO, ¿QUÉ HAGO?

Perder peso puede ser beneficioso para muchas personas, en especial para aquellas con sobrepeso u obesidad, ya que puede reducir el riesgo de diferentes condiciones de salud, como enfermedad cardiovascular, diabetes tipo 2, hipertensión y ciertos cánceres. Lograr un peso más saludable también puede mejorar la movilidad, reducir el dolor en las articulaciones, mejorar la calidad del sueño y aumentar el bienestar general y la autoestima. Sin embargo, ==la pérdida de peso no es necesaria ni apropiada para todos y creo firmemente en la medicina no pesocentrista, individualizada y personalizada== (consulta a tu médica, y si te dice que lo primero que debes hacer para tratar tu problema es bajar de peso, corre).

¿Por qué? La pérdida de peso innecesaria puede provocar deficiencias nutricionales, función inmune debilitada y otras complicaciones de salud. Además, centrarse en la pérdida de peso a veces puede eclipsar la importancia del estado físico general y la salud mental, lo que lleva a relaciones poco saludables con la comida y el ejercicio, entre otras cosas.

¿Existe una asociación entre el peso, índice de masa corporal y la longevidad?

En un estudio realizado en 2022 publicado en *JAMA Network Open* siguieron a 29 621 adultos a lo largo del tiempo. Encontraron que aquellos que entraban en la

CAPÍTULO 2. **LA DIETA DE LA LONGEVIDAD**

categoría de obesidad, con un índice de masa corporal (IMC) superior a 30, vivieron, en promedio, hasta los 77.7 años. Aquellos que estaban en el rango de 25 a 29.9 vivieron hasta 80.8. No hubo grandes diferencias entre las personas con sobrepeso y peso normal y ambas vivieron alrededor de 82 años. Lo que sí es que las personas con sobrepeso tuvieron en promedio 7.22 años de mala salud, mientras que las personas con obesidad grave vivieron 10.2 años con mala salud y gastaron más en atención hospitalaria que las personas con peso normal.

El impacto de la obesidad en la longevidad tiene muchas vertientes, como la relación que existe con la inflamación crónica de bajo grado que platicábamos en el primer capítulo, que puede dañar tejidos y órganos con el tiempo. O los niveles altos persistentes de azúcar en la sangre, por ejemplo, que pueden dañar los vasos sanguíneos y los nervios, lo que provoca complicaciones como enfermedad renal, pérdida de la visión y enfermedades cardiovasculares. Asimismo, el exceso de tejido graso altera el equilibrio de hormonas como la leptina y la insulina, que puede afectar el metabolismo y aumentar el riesgo de enfermedades crónicas. El exceso de grasa, en especial la grasa visceral, que es la que se encuentra alrededor de los órganos, aumenta el riesgo de síndrome metabólico y sus afecciones asociadas como diabetes y riesgo cardiovascular. Además, la obesidad aumenta el riesgo de complicaciones durante y después de cirugías, incluidas infecciones, retraso en la cicatrización e incluso problemas relacionados con la anestesia.

La obesidad plantea importantes desafíos para la salud que contribuyen a una variedad de afecciones graves, muchas de las cuales pueden reducir la esperanza de vida. La inflamación crónica, los desequilibrios hormonales y las complicaciones de enfermedades relacionadas, como la diabetes y la enfermedad cardiovascular, desempeñan un papel en la reducción de la esperanza de vida de las personas con obesidad. Aunque esta es información que existe alrededor de la obesidad, no podemos ni debemos enfocarnos exclusivamente en el peso corporal como un indicador principal de salud. En un estudio publicado en *Nutrition & Diabetes* valoraron el impacto del peso corporal en la esperanza de vida en ratones a partir de un grupo de ratones alimentados con una dieta estándar y otro con una dieta alta en grasa. Encontraron que la dieta alta en grasa aumentaba el riesgo de mortalidad. Sin embargo, algo realmente revelador del estudio fue que más allá del peso corporal, el rápido aumento de peso en los primeros años de vida seguido de una rápida pérdida del mismo afectó la esperanza de vida más que el peso corporal en sí. Estos datos sugieren que más que intentar bajar de peso, deberíamos evitar subidas y bajadas bruscas del mismo.

En otro estudio publicado en 2023 en el *Journal of Gerontology* en el que estudiaron a 54 437 mujeres durante 10 años, primero evaluando su peso al inicio del estudio, luego al año, después a los tres y finalmente a los 10 años, encontró que mujeres mayores de 60 años que mantenían un peso estable (para los efectos del estudio, se consideró que la estabilidad del peso tenía una varia-

CAPÍTULO 2. **LA DIETA DE LA LONGEVIDAD**

ción inferior al 5% con respecto al peso inicial) tenían 1.2 a 2 veces más probabilidad de llegar a mayor edad en comparación con aquellas que habían perdido 5% o más de su peso. Diferentes mecanismos podrían ser responsables de esto; un peso estable puede indicar un patrón dietético bien equilibrado y consistente. Las personas que mantienen su peso tienen más probabilidades de seguir una dieta que proporcione nutrientes esenciales y evite los extremos en la ingesta calórica. Dicha estabilidad nutricional puede tener un efecto positivo en la salud metabólica, reduciendo así el riesgo de enfermedades crónicas que pueden contribuir a la longevidad. Un segundo factor es que un peso estable puede indicar que una persona tiene un estilo de vida activo. El ejercicio habitual no solo ayuda a controlar el peso, sino que también mejora la salud cardiovascular, mantiene la masa muscular y respalda las funciones corporales en general, además de contrarrestar el deterioro metabólico relacionado con la edad, promoviendo una vida saludable más larga (en el capítulo sobre ejercicio te cuento todo acerca de esto). Así que abordar la obesidad mediante cambios en el estilo de vida, intervenciones médicas y psicológicas puede ayudar significativamente a disminuir riesgos y mejorar la salud en general y la longevidad. Al final de este capítulo te dejaré un ejercicio para que, sea cual sea tu objetivo, aprendas a practicar una alimentación consciente, que consiste en dedicar atención plena a la hora de alimentarse para ser capaz de escuchar nuestras sensaciones tanto físicas (hambre, saciedad) como mentales.

9. SUPERFOODS

Un *superfood* es un término comúnmente aplicado a alimentos que reúnen un gran contenido de nutrientes como vitaminas, aminoácidos esenciales y antioxidantes, es decir, una comida con gran densidad nutricional.

Uno de estos superalimentos son los multivitamínicos en polvo de los que seguramente has leído o escuchado, el típico "mezcla solo una cucharada en un vaso de agua o un licuado [como suele decir su marketing] y podrás obtener todas las vitaminas y los minerales que necesitas en un día con beneficios para la salud, como un sistema inmunológico más fuerte, mejor digestión y más energía".

Y tal vez también te acuerdas cuando se puso de moda la chía y solo tenías que agregar una cucharada a tu agua para ser más sano o bajar de peso. Porque sí, la chía es excelente: es rica en ácidos grasos, omega-3, fibra y proteína, lo que puede ayudar con la digestión y la salud del corazón, pero tampoco podemos atribuir ni confiarle todos los beneficios a un único alimento.

Después fue el *boom* del matcha, alimento del que me declaro absoluta fan. Es alto en antioxidantes, particularmente catequinas, que pueden ayudar a proteger contra el daño celular y las enfermedades crónicas. O tal vez alguna vez agregaste cúrcuma a tus licuados, tomaste *golden milk* o incluso la ingeriste en pastillas. La cúrcuma contiene curcumina, un compuesto antiinflamatorio y antioxidante, pero que en grandes dosis puede llevar a

CAPÍTULO 2. **LA DIETA DE LA LONGEVIDAD**

la anticoagulación (es importante que siempre informes a tu médica si consumes altas cantidades o suplementos con cúrcuma, jengibre o canela, ya que pueden incrementar el riesgo de sangrado).

Otro *superfood* famoso en su momento del que ya no escuchamos mucho es el *açaí*, alto en antioxidantes, fibra y grasas saludables para el corazón. Se cree que puede ayudar a reducir los niveles de colesterol y mejorar la función cerebral. O la espirulina, un tipo de alga verdiazul con alto contenido de proteínas, vitaminas, minerales y antioxidantes. Promete estimular el sistema inmunológico, mejorar la salud intestinal y mejorar los niveles de energía.

Y el último del momento: la *ashwagandha*, que promete reducir estrés y ansiedad, mejorar el sueño, salud cognitiva y energía, ayudar con el sistema inmune, además de tener efectos y propiedades antiinflamatorias. Nuevamente es un alimento prometedor, pero como en todos los previamente mencionados, es difícil de estudiar en forma aislada. No podemos hacer estudios en personas que solo coman *ashwagandha* y después comparar si tuvieron menores índices de diabetes o cáncer. Lo que podemos hacer es comparar grupos de personas con estilos de vida similares y que un grupo se suplemente y otro no, pero estos estudios son extremadamente difíciles de ejecutar.

No estoy diciendo que no los consumas, solo digo que todo con medida y siempre consultando primero a tu médica por eso del efecto anticoagulante del jengibre y la cúrcuma, por ejemplo. En el caso de la *ashwagandha*, puede interactuar con algunos medicamentos como la levotiroxina (recetado en personas con hipotiroidismo).

¿Pero entonces sí me harán más sano?

Aunque todos los alimentos o *superfoods* antes mencionados ofrecen beneficios para la salud, la evidencia de estos puede ser limitada y, aunque recomiendo consumirlos, lo más importante siempre será integrarlos como parte de una dieta equilibrada, sin esperar que un único alimento sea la cura mágica para todo. Mientras más *superfoods* incluyas en tu alimentación, mejor, pero es importante que estos sean variados. También debes tener cuidado con el marketing porque normalmente las marcas exageran y nos dan afirmaciones desmedidas sobre la salud con el fin de vender.

No todos los *superfoods* tendrán efectos espectaculares, muchos alimentos comunes también son muy nutritivos. Las modas de los *superalimentos* van y vienen, incorporar una variedad de estos alimentos ricos en nutrientes en tu dieta puede contribuir a la salud y el bienestar general.

10. ¿PROBIÓTICOS Y PREBIÓTICOS?

Camina por los pasillos de cualquier supermercado o farmacia y encontrarás hileras de probióticos y prebióticos en forma de polvos, gomitas, pastillas y bebidas que afirman mejorar la digestión, estimular el sistema inmunológico, reducir el azúcar en la sangre y más. Este es uno de los mercados que mayor crecimiento ha visto en los últimos años.

Tanto los probióticos como los prebióticos son esenciales para mantener un microbioma intestinal saludable y estamos expuestos a ellos todo el tiempo. Los probióticos son microorganismos vivos, frecuentemente llamados bacterias "buenas" o "amigables", que brindan beneficios para la salud cuando se consumen en cantidades adecuadas. Los más comunes son:

- ***Lactobacillus:*** se encuentran en el yogurt y otros alimentos fermentados. Ayudan con la digestión y pueden beneficiar a quienes son intolerantes a la lactosa.
- ***Bifidobacterium:*** presente en algunos productos lácteos, ayuda con el síndrome del intestino irritable (SII) y otras afecciones.
- ***Saccharomyces boulardii:*** una levadura que se encuentra en los probióticos y que ayuda a combatir la diarrea y otros problemas digestivos.

Todos tenemos un conjunto de microorganismos que viven en nuestro tracto intestinal que se llama microbiota intestinal, la cual es necesaria y nos ayuda con mil funciones, desde cuidarnos de infecciones hasta con nuestra digestión. Definitivamente, el consumo de probióticos ayuda a mantener un equilibrio saludable de estas bacterias intestinales; cuidarlo es crucial para la digestión y para prevenir problemas digestivos, como el síndrome de intestino irritable, la diarrea y el estreñimiento. Los probióticos también mejoran la respuesta inmune y ayudan a proteger contra infecciones. Recientemente se ha hecho mucha investigación alrededor del papel del microbioma en la salud mental y se sabe que el consumo de probióticos puede reducir los síntomas de ansiedad y depresión, probablemente gracias a algo conocido como la conexión o eje intestino-cerebro.

Suenan buenísimos los probióticos, ¿dónde los consigo?

Están en muchos de tus alimentos diarios, no es necesario tomarlos en cápsulas. Además de consumirlos constantemente en tu yogurt, los puedes encontrar en alimentos fermentados como kéfir, kimchi, tempeh y kombucha. Si no consumes estos alimentos también existen en polvo o en pastillas por cepas específicas. Mi recomendación es que consultes con tu médica para evaluar cuál es la cepa así como la presentación más adecuada para ti. En algunos casos, por ejemplo si utilizaste antibióticos, sí podrían ser necesarios para restaurar tu microbiota intestinal.

¿Los prebióticos son lo mismo?

Casi. Los prebióticos son componentes alimentarios no digeribles que promueven y ayudan al crecimiento de microorganismos beneficiosos en los intestinos. Básicamente sirven como alimento para los probióticos. Algunos de estos son la inulina, que se encuentra en el ajo, la cebolla, la cebada, el salvado de trigo, los espárragos y los plátanos verdes. Los fructooligosacáridos se encuentran en muchas frutas y verduras y los galactooligosacáridos en legumbres y productos lácteos. Estos alimentos también apoyan el crecimiento de la microbiota, ayudando a prevenir el estreñimiento y promover la regularidad de las deposiciones, estimulando el sistema inmunológico al fomentar la producción de bacterias intestinales beneficiosas y puede ayudar a controlar el peso y reducir el riesgo de trastornos metabólicos.

Combinar probióticos y prebióticos

La combinación de probióticos y prebióticos, conocido como un simbiótico, crea un efecto sinérgico. Esta combinación favorece el crecimiento y la actividad de bacterias buenas en el intestino de forma más eficaz que cualquiera de los dos por separado. Entonces, la recomendación es alimentarte considerando esta simbiosis, por ejemplo, yogurt con fruta: el yogurt aporta los probióticos mientras que la fruta aporta prebióticos.

Tanto los probióticos como los prebióticos desempeñan funciones vitales en el mantenimiento de un microbioma intestinal saludable, que es esencial para la salud en general. Incluir una combinación de ambos en la dieta puede ayudar a optimizar nuestra salud, no solo digestiva, sino también el sistema inmunológico, la salud mental y el bienestar general.

De hecho, en abril de 2024 se publicó un artículo acerca de cómo la microbiota intestinal influye en la enfermedad de Parkinson a través del eje intestino-cerebro, sugiriendo que una dieta saludable puede favorecer el microbioma intestinal, que tiene a su vez un efecto positivo en el riesgo y la progresión de ésta enfermedad.

¿Los alimentos orgánicos valen la pena?

Los alimentos orgánicos se producen utilizando métodos que priorizan la sostenibilidad ambiental y la ausencia o una cantidad mínima de insumos sintéticos, como pesticidas, fertilizantes y organismos genéticamente modificados. Aunque los organismos genéticamente modificados no representan un riesgo para la salud, la exposición a pesticidas sí podría serlo (hablaremos más de esto en el capítulo 7).

Los alimentos orgánicos no siempre son 100% libres de pesticidas, pero por lo general contienen niveles más bajos de residuos de pesticidas en comparación con los alimentos cultivados de forma convencional, lo que reduce la exposición a sustancias químicas potencialmente dañinas, ya que se opta por pesticidas orgánicos en lugar de productos químicos sintéticos.

La producción de alimentos orgánicos está regulada y certificada por diversas organizaciones y organismos gubernamentales, como el USDA (Departamento de Agricultura de los Estados Unidos) en Estados Unidos, que marca pautas estrictas que se deben seguir para etiquetar un producto como orgánico. Para que un alimento pueda tener el sello de orgánico debe certificarse que en la tierra donde se cultivó no se han aplicado las sustancias prohibidas al menos tres años previos a la cosecha.

En cuanto al valor nutricional entre alimentos orgánicos y no orgánicos no existe una diferencia significativa. Si bien los alimentos orgánicos tienen ciertos beneficios, es importante tener en cuenta que "orgánico" no significa automáticamente más saludable. La calidad nutricional general de una dieta depende de una variedad de factores, incluido también la elección de alimentos y el equilibrio dietético.

Entonces ¿por qué comprar orgánico?

Estos alimentos suelen ser más caros que los alimentos producidos convencionalmente, ¿por qué los elegiría? Porque además de reducir la exposición a productos químicos, al mismo tiempo se apoyan prácticas agrícolas sostenibles y se promueve el bienestar animal. Pero lo que nos compete por el momento es el lado de nuestra salud. Cada año se publica una lista de los alimentos con más pesticidas denominada The Dirty Dozen (la docena sucia), en donde enlistan los 12 alimentos con mayor uso de pesticidas. La recomendación es: si consumes alguno de estos alimentos frecuentemente, sí podría valer la pena empezar a comprarlos orgánicos, si no es así, por una vez al mes que consumas frutas o verduras con residuos de

VIVIR MÁS EMPIEZA HOY

Dirty Dozen

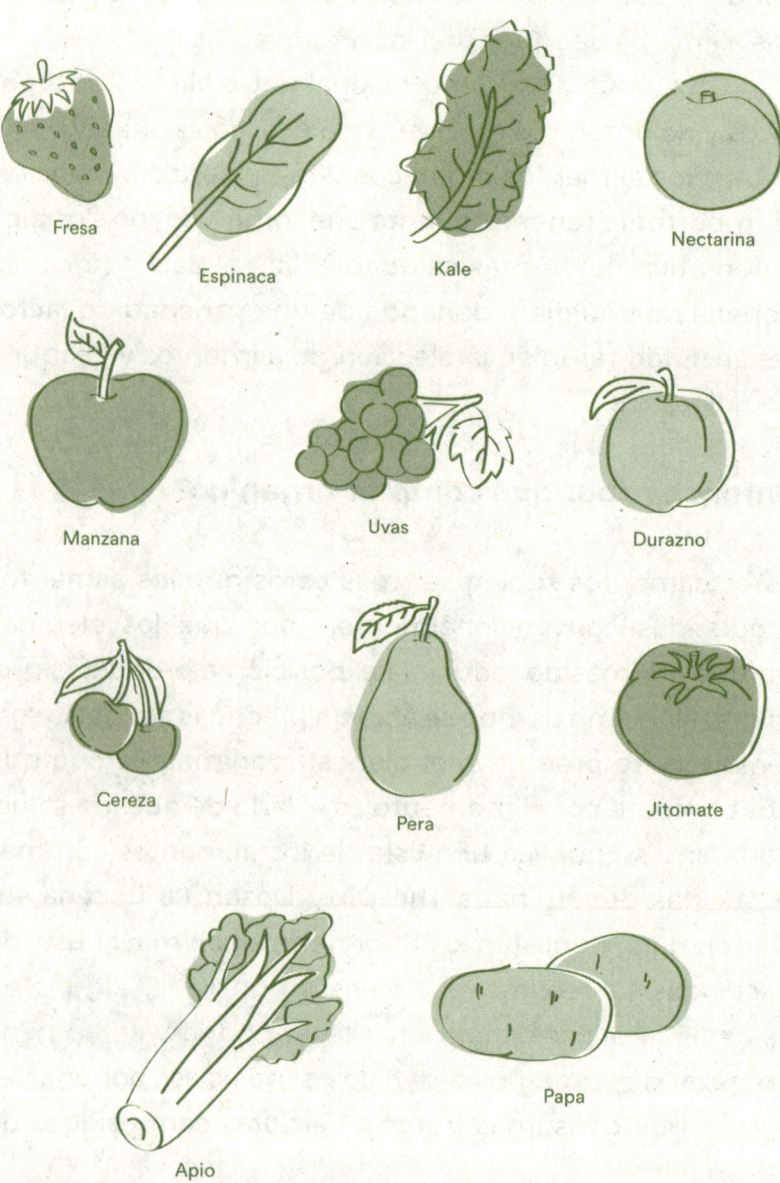

pesticidas no representa una exposición alta o peligrosa. En 2024 los alimentos enlistados fueron: fresa, espinaca, kale, uva, durazno, pera, nectarina, manzana, pimiento, cereza, mora azul y ejote.

También se publica una lista (Clean Fifteen) de los 15 alimentos con menor cantidad de residuos de pesticidas, que no sería necesario comprarlos orgánicos porque la exposición será prácticamente la misma (baja). Dentro de esta lista en 2024 se encontró el aguacate, elote, piña, cebolla, papaya, chícharo, espárrago, melón, kiwi, col, champiñón, mango, camote, sandía y zanahoria.

11. Y ENTONCES, ¿QUÉ ALIMENTACIÓN DEBO SEGUIR?

Primero hay que decir que elegir un plan de alimentación o una forma de comer es algo muy personal. El cuerpo, los hábitos, los gustos y la procedencia de cada persona son únicos y diferentes, por lo que el mejor enfoque para la ingesta de alimentos es aquel en el que se cumplan tus requerimientos y que coincida con tus preferencias.

Ahora, sí hay una alimentación con mayores beneficios para la salud que además está asociada a mayor longevidad en las poblaciones más sanas del mundo y esa es la famosa *dieta mediterránea*.

En la década de 1950 algunos investigadores analizaron las dietas y los estilos de vida de miles de hombres que vivieron en Estados Unidos, Europa y Japón durante

VIVIR MÁS EMPIEZA **HOY**

Clean Fifteen

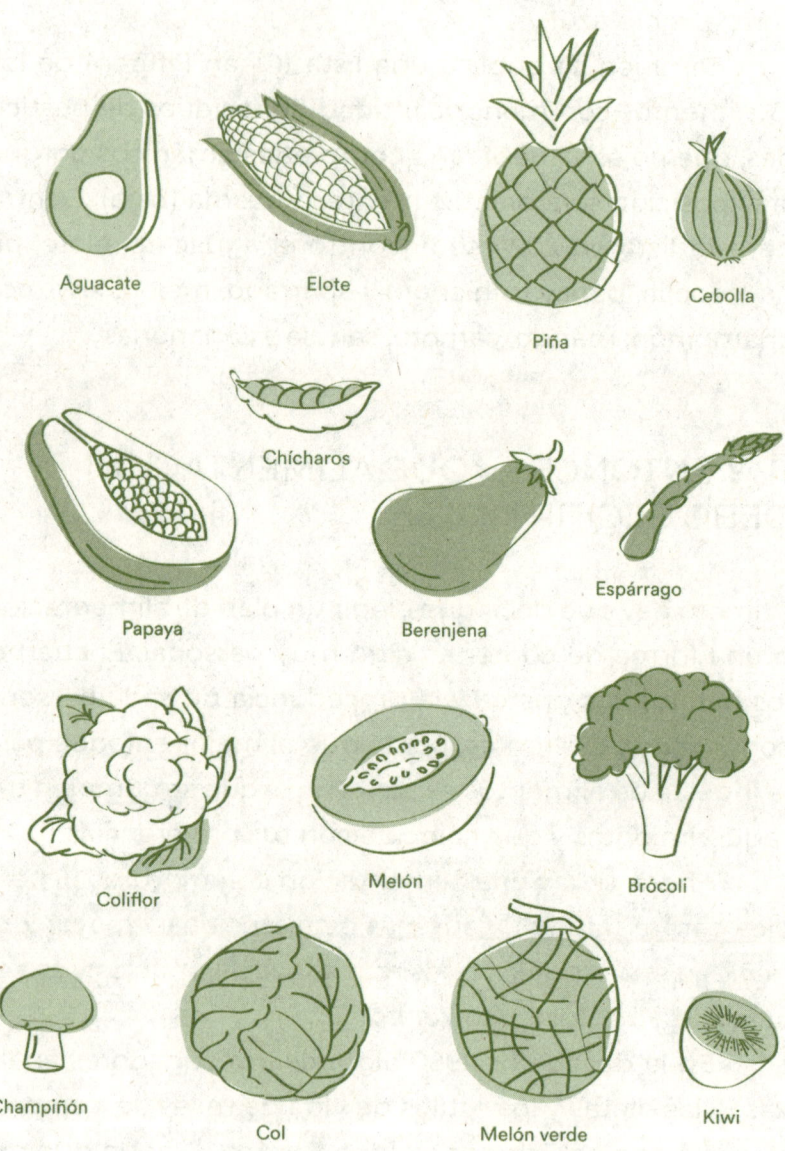

décadas y luego evaluaron cómo estos afectaban los riesgos de desarrollar enfermedades cardiovasculares.

El "Estudio de los Siete Países", como se conoció más tarde, encontró asociaciones entre las grasas saturadas, los niveles de colesterol y la enfermedad cardiovascular. Pero los investigadores también informaron sobre otro resultado importante: los que vivían en el Mediterráneo y sus alrededores (en países como Italia, Grecia y Croacia) tenían tasas más bajas de enfermedades cardiovasculares que los participantes que vivían en otros lugares. Sus dietas, ricas en frutas, verduras, legumbres, cereales integrales, frutos secos, semillas, proteínas magras y grasas saludables, parecían tener un efecto protector. Desde entonces, la dieta mediterránea se ha convertido en la base de una alimentación saludable para el corazón, con beneficios para la salud bien estudiados que incluyen una presión arterial y un colesterol más bajos, lo que se traduce en menor riesgo cardiovascular de diabetes tipo 2. Recientemente también se ha encontrado menor riesgo de depresión y de demencia en personas que siguen esta dieta.

La dieta mediterránea es un plan de alimentación saludable para el corazón inspirado en los patrones dietéticos tradicionales de los países ribereños del mar Mediterráneo, como Grecia, Italia y España. Esta dieta es reconocida por sus muchísimos beneficios para la salud y se caracteriza por un alto consumo de verduras, frutas, cereales integrales, legumbres, frutos secos, semillas y grasas saludables como el aceite de oliva o aguacate, con un consumo moderado de pescados y mariscos, ricos en ácidos grasos como omega-3, aves y lácteos, limitando las carnes rojas, los dulces y alimentos procesados. Los principios básicos de la dieta mediterránea incluyen abundantes alimentos de origen vegetal.

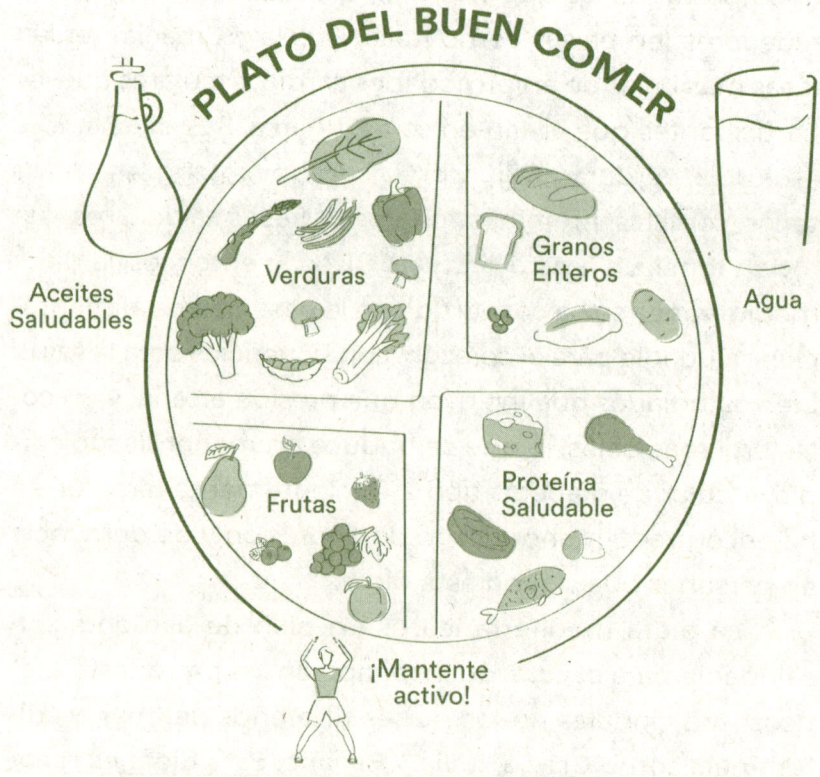

Las investigaciones han demostrado sistemáticamente que la dieta mediterránea es eficaz para reducir el riesgo de enfermedades cardiovasculares y la mortalidad general. Un estudio de casi 26000 mujeres encontró que aquellas que seguían este tipo de dieta tenían 25% menos riesgo de desarrollar enfermedades cardiovasculares en el transcurso de 12 años. Se han encontrado beneficios similares en un metaanálisis de 16 estudios que siguieron a más de 22000 mujeres durante una media de 12.5 años. Aquellas que tenían la mayor adherencia a una dieta mediterránea mostraron 24% menos riesgo de enfermedad cardiovascular y 23% menos riesgo de muerte prematura en comparación con aquellas que tenían menor adherencia. Se asocia con un menor riesgo de enfermedades cardiovasculares debido a su alto contenido en grasas cardiosaludables, fibra y antioxidantes, y puede ayudar con la pérdida y el mantenimiento del peso, ya que enfatiza los alimentos ricos en nutrientes que llenan y satisfacen.

De hecho, en un estudio publicado en *The Lancet Diabetes and Endocrinology*, los investigadores analizaron datos de casi dos millones de adultos que participaron en 31 estudios en 20 países y observaron su salud un promedio 10 años después. Después de ajustar por otros factores de riesgo como fumar, un índice de masa corporal más alto, inactividad física y antecedentes familiares de diabetes, encontraron que por cada 51 gramos de carne procesada que los participantes comían cada día, su riesgo de diabetes tipo 2 aumentaba 15%. Esto equivale a una salchicha de tamaño mediano o dos o tres rebanadas de tocino. Por cada 100 gramos de carne roja (aproximadamente un filete chico) sin procesar que consumían diariamente, su riesgo aumentaba 10%. Encontraron que tanto la carne no procesada como procesada puede aumentar el riesgo de diabetes tipo 2, así que regreso a la dieta mediterránea, en donde prácticamente no se consumen alimentos procesados, y en cuanto al consumo de carne, esta se recomienda máximo una vez a la semana.

Además, en el manejo de la diabetes, la dieta mediterránea ayuda a mantener estables los niveles de azúcar en la sangre debido a su alto contenido en fibra y baja carga glucémica. ==También se ha relacionado con un riesgo reducido de deterioro cognitivo y enfermedad de Alzheimer,== posiblemente debido a las propiedades antiinflamatorias y antioxidantes de la dieta. Así que reitero lo dicho arriba: las poblaciones que siguen esta dieta suelen tener una mayor esperanza de vida y menores tasas de enfermedades crónicas.

Un ejemplo de un menú de un día basado en la dieta mediterránea sería consumir yogurt con frutos rojos y nueces, un pan integral con aguacate y un huevo en el desayuno. Para la comida un salmón a la plancha con verduras salteadas y arroz integral y para la cena una ensalada de quinoa con verduras mixtas, queso feta y aderezada con aceite de oliva. Algunas colaciones podrían ser fruta o frutos secos, como nueces, almendras o pistaches.

Si te diagnosticaron hipertensión, otro plan de alimentación muy útil en estas personas es la DASH, acrónimo que corresponde a Dietary Approaches to Stop Hypertension (enfoques alimentarios para detener la hipertensión). Algunas investigaciones sugieren que seguir una dieta baja en sodio podría reducir la presión arterial entre 2 y 8

CAPÍTULO 2. **LA DIETA DE LA LONGEVIDAD**

mmHg, mientras que adoptar la dieta DASH, que enfatiza frutas, verduras y productos lácteos bajos en grasa, podría reducir la presión arterial entre 8 y hasta 14 mmHg. Esta estrategia es útil si te diagnosticaron hipertensión recientemente o manejas cifras arteriales altas. Aquellas personas que no puedan reducir su presión arterial a niveles normales mediante cambios en el estilo de vida necesitarán medicamentos, pero el estilo de vida siempre suma.

La dieta mediterránea es la favorita de nosotros los doctores porque es una forma de comer flexible, equilibrada y agradable que promueve la salud y el bienestar a largo plazo. Su enfoque en alimentos de origen vegetal, carbohidratos integrales, grasas saludables y un estilo de vida equilibrado lo convierte en una opción sostenible y beneficiosa para muchas personas.

Si apenas estás viendo cómo mejorar tu alimentación, te recomiendo empezar con estos cambios. La evidencia sugiere que podemos notar mejoras cognitivas (incluidas la atención y el estado de alerta) dentro de los primeros 10 días de seguir este tipo de alimentación, así que esta es tu señal. Recuerda que tienes un solo cuerpo para toda la vida, cuídalo.

◯ TAKEAWAYS

1. Busca un plan de alimentación no restrictivo con el que puedas ser constante, idealmente basado en plantas.
2. Practica la alimentación consciente.

3. No les tengas miedo a los lácteos, puedes consumirlos enteros con medida.
4. Tampoco les tengas miedo a los carbohidratos, son fuente de energía.
5. Si buscas bajar de peso, hazlo de manera lenta con un plan de alimentación sostenible a largo plazo.
6. Evita el ciclo de dieta yoyo: de pérdida y ganancia de peso.
7. Si tienes antecedentes de TCA, diabetes o hipertensión consulta a tu médica antes de realizar ayuno intermitente.
8. Sal a caminar 15 minutos después de comer.
9. Contempla incorporar a tu vida la dieta mediterránea.
10. El orden de la ingesta de alimentos importa, empieza por las verduras, sigue con la proteína y termina con los carbohidratos.

Alimentación consciente: Ejercicio de la pasa (o cualquier bocado pequeño)

Este es uno de los ejercicios clásicos para practicar la atención plena al comer. Lo puedes hacer con cualquier comida, pero idealmente o para empezar que sea algo fácil de sostener y comer lentamente.

1. Observa el alimento: coloca una pasa o un bocado en tu mano y míralo detenidamente. Observa su color, forma, textura y tamaño. Nota los detalles que no habías visto antes.

CAPÍTULO 2. **LA DIETA DE LA LONGEVIDAD**

2. Toca el alimento: sin apresurarte a comerlo, toca la pasa y explora su textura. ¿Es rugosa, suave, pegajosa o seca? Sé consciente de cómo se siente contra tus dedos.
3. Huélelo: llévalo lentamente hacia tu nariz e inhala su aroma. Observa si despierta alguna sensación o expectativa de sabor.
4. Colócalo en tu boca: coloca la pasa en tu boca, pero no la mastiques de inmediato. Siente su peso en la lengua y explora su textura con la lengua y el paladar.
5. Mastica lentamente: empieza a masticar de manera lenta y deliberada. Nota los cambios en su textura y sabor. Sé consciente de cada movimiento de tu mandíbula y de cómo la pasa va liberando su sabor.
6. Traga conscientemente: cuando estés listo para tragar, hazlo de manera intencional. Nota el impulso de tragar y luego siente cómo la pasa se mueve hacia la garganta y pasa por el esófago.
7. Reflexiona: tómate un momento para reflexionar sobre la experiencia. ¿Fue diferente a cuando comes de manera automática? ¿Sentiste alguna diferencia en tu percepción del sabor?

Este ejercicio te ayuda a desarrollar una relación más consciente y apreciativa con la comida, y con la práctica, se te hará más fácil aplicar estos principios a comidas completas.

Referencias

Beigrezaei, S., Yazdanpanah, Z., y Soltani, S. (2021). The Effects of Exercise and Low-Calorie Diets on Health: A Protocol for Systematic Reviews and Meta-Analyses of Controlled Clinical Trials. *Systematic Reviews, 10*(1), 120. https://doi.org/10.1186/s13643-021-01669-7

British Columbia Medical Journal (2012). Lifestyle Modifications in Diabetes Care. *BCMJ, 54*(8), 421-423. https://bcmj.org/sites/default/files/BCMJ_54_Vol8_lifestyle_mods.pdf

Buffey, A. J., *et al.* (2022). The Acute Effects of Interrupting Prolonged Sitting Time in Adults with Standing and Light-Intensity Walking on Biomarkers of Cardiometabolic Health: A Systematic Review and Meta-Analysis. *Sports Medicine, 52*(10), 1765-1787. https://doi.org/10.1007/s40279-022-01649-4

Chen, M., y Zhong, V. W. (2024). Association between Time-Restricted Eating and All-Cause and Cause-Specific Mortality. *American Heart Association Epidemiology 2024.*

Cureus (2022). Maternal Outcomes of Short Sleep Duration. *Cureus, 14*(9), e28800. https://doi.org/10.7759/cureus.28800

CAPÍTULO 2. **LA DIETA DE LA LONGEVIDAD**

De Cabo, R., y Mattson, M. P. (2019). Effects of Intermittent Fasting on Health, Aging, and Disease. *New England Journal of Medicine*, *381*(26), 2541-2551. https://doi.org/10.1056/NEJMra1905136

Environmental Working Group (s. f.). Clean Fifteen. Consultado en https://www.ewg.org/foodnews/clean-fifteen.php

Environmental Working Group (s. f.). Dirty Dozen. Consultado en https://www.ewg.org/foodnews/dirty-dozen.php

Epilepsy Foundation (s. f.). Ketogenic Diet. Consultado en https://www.epilepsy.com/treatment/dietary-therapies/ketogenic-diet

Finicelli, M., Di Salle, A., Galderisi, U., y Peluso, G. (2022). The Mediterranean Diet: An Update of Clinical Trials. *Nutrients*, *14*(14), 2956. https://doi.org/10.3390/nu14142956

Fung, T. T., *et al.* (2009). Mediterranean Diet and Incidence of and Mortality from Coronary Heart Disease and Stroke in Women. *Circulation*, *119*(8), 1093-1100. https://doi.org/10.1161/CIRCULATIONAHA.108.806983

Harvard T. H. Chan School of Public Health (s. f.). The Nutrition Source: Intermittent Fasting. Consultado en

https://www.hsph.harvard.edu/nutritionsource/healthy-weight/diet-reviews/intermittent-fasting/

Johnston, C. S., *et al.* (2007). Vinegar Ingestion at Bedtime Moderates Waking Glucose Concentrations in Adults with Well-Controlled Type 2 Diabetes. *Diabetes Care*, *30*(11), 2814-2815. https://doi.org/10.2337/dc07-1062

Kristeller, J. L., y Hallett, C. B. (1999). An Exploratory Study of a Meditation-Based Intervention for Binge Eating Disorder. *Journal of Health Psychology*, 4(3), 357-363. https://doi.org/10.1177/135910539900400305

Loftfield, E., *et al.* (2022). Association of Coffee Drinking with Mortality by Genetic Variation in Caffeine Metabolism: Findings from the UK Biobank. *JAMA Network Open*, 5(3), e2790100. https://doi.org/10.1001/jamanetworkopen.2022.2790100

Martin, S. S., *et al.* (2019). Lipid-Lowering Agents and Cardiovascular Outcomes. *Journal of Clinical Lipidology*, 13(5), 741-748. https://doi.org/10.1016/j.jacl.2019.06.007

Mayo Clinic Staff (2020). Intermittent Fasting: What is it, and how does it Work? Consultado en https://www.mayoclinic.org/healthy-lifestyle/nutrition-and-healthy-eating/in-depth/intermittent-fasting/art-20441303

Merlino, G., y Gigli, G. L. (2024). Emerging Role of Melatonin in the Management of Neurodegenerative Disorders. *NPJ Parkinson's Disease*, 10, artículo 56. https://doi.org/10.1038/s41531-024-00681-7

Michailidis, M., *et al.* (2022). Alzheimer's Disease as Type 3 Diabetes: Common Pathophysiological Mechanisms between Alzheimer's Disease and Type 2 Diabetes. *International Journal of Molecular Sciences*, 23(5), 2687. https://doi.org/10.3390/ijms23052687

CAPÍTULO 2. **LA DIETA DE LA LONGEVIDAD**

Murphy, S. P., *et al.* (2018). Type 2 Diabetes and Cardiovascular Risk Factors. *The Lancet*, 392(10162), 31812-31816. https://doi.org/10.1016/S0140-6736(18)31812-9

Nôga, D. A., Meth, E. D. M. E., y Pacheco, A. P. (2024). Habitual Short Sleep Duration, Diet, and Development of Type 2 Diabetes in Adults. *JAMA Network Open*, 7(3), e241147. https://doi.org/10.1001/jamanetworkopen.2024.1147

Pant, A., *et al.* (2023). Primary Prevention of Cardiovascular Disease in Women with a Mediterranean Diet: Systematic Review and Meta-Analysis. *Heart*. https://doi.org/10.1136/heartjnl-2022-322704

Pham, D., *et al.* (2023). Cardiovascular Aging: Mechanisms and Interventions. *Journal of Gerontology: Biological Sciences*, 78(12), 2264-2274. https://doi.org/10.1093/biomedgerontology/glad144

Pollock Communications (2020). Nutrition Experts Forecast 2020 will Usher in the Ultimate Food Revolution. Consultado en https://www.lpollockpr.com/in-the-news/nutrition-experts-forecast-2020-will-usher-in-the-ultimate-food-revolution/

Skyler, J. S., *et al.* (2024). Advances in Diabetes Management. *The Lancet Diabetes & Endocrinology*, 12(3), 2213

https://doi.org/10.1016/S2213-8587(24)00179-7

Tomé, D. (2013). Protein Quality and Satiety: Why are High-Protein Diets Satiating? *Nutrition & Diabetes*, 3(1), e1e7. https://doi.org/10.1038/nutd.2013.4

Xiao, K., *et al.* (2022). Effect of a High-Protein Diet at Breakfast on Postprandial Glucose Level at Dinner Time in Healthy Adults. *Nutrients*, *15*(1), 85. https://doi.org/10.3390/nu15010085

Xu, Z., He, Y., y Sun, Z. (2023). Habitual Coffee Intake and Type 2 Diabetes Incidence: An Analysis of Cohort Studies. *JAMA Network Open*, 7(3), e241147. https://doi.org/10.1001/jamanetworkopen.2023.1147

Younossi, Z. M., *et al.* (2022). Mediterranean-Style Dietary Patterns and Cardiovascular Risk in Adults: A Systematic Review. *British Journal of Nutrition*, *128*(7), 1247-1256. https://doi.org/10.1017/S0007114521002567

Zhang, X., *et al.* (2023). Type 2 Diabetes and Cardiovascular Disease in Relation to Diet Patterns. *The Lancet Diabetes & Endocrinology*, *10*(5), e199. https://doi.org/10.1016/S2213-8587(23)00179-7

Zhu, Y., *et al.* (2023). The Mediterranean Diet and All-Cause Mortality: A Cohort Study. *Circulation*, *10*(7), 1093-1100. https://doi.org/10.1161/CIRCULATIONAHA.112.804567

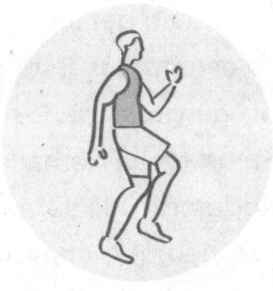

Capítulo 3
Salud física

Mucho se habla y se escucha sobre la importancia de mantenernos activos; se dice que si deseas vivir muchos años, el ejercicio es un no negociable. Lo cierto es que es una realidad y sabemos que las personas activas viven más que personas sedentarias: simplemente llevar una vida activa y realizar actividad física reduce el riesgo de muerte prematura hasta 70%.

En un estudio realizado por los CDC (Centros para el Control y la Prevención de Enfermedades) en Estados Unidos en 2018 los investigadores concluyeron que 8.3% de la muertes en Estados Unidos de personas de entre 25 y 39 años se podía atribuir a niveles inadecuados de actividad física, mientras que en personas mayores a 40 años hasta 9.9% se debía a este factor. Este estudio fue basado en la recomendación de guías de los CDC y la Organización Mundial de la Salud (OMS) de hacer al menos 150 minutos de ejercicio moderado a la semana.

Otro estudio europeo que analizó a través del tiempo el nivel de actividad física de los participantes, y subsecuentemente los desenlaces de salud, ==encontró que 20 años de sedentarismo duplican el riesgo de mortalidad en la juventud por cualquier causa==. Concluyó que había un riesgo 2.7 veces mayor de morir de enfermedad cardiovascular y dos veces mayor de muerte por cualquier causa en personas inactivas o que no cumplían con las recomendaciones de 150 minutos de ejercicio moderado o 75 minutos de ejercicio intenso a la semana. ==Para aumentar nuestras posibilidades de longevidad, deberíamos dar al menos 7 000 pasos al día o practicar ejercicios de intensidad moderada== como pádel, ciclismo, natación o trotar durante más de 2.5 horas a la semana (otra vez los 150 minutos de cajón), según estos estudios.

Pero ¿por qué 7 000 pasos y no 10 000, como siempre nos han dicho?

En una investigación publicada en *JAMA* (*Journal of the American Medical Association*) en 2021 analizaron el número de pasos dados al día en relación con el riesgo cardiovascular. Recurrieron a datos que se habían recopilado

CAPÍTULO 3. **SALUD FÍSICA**

en los últimos años para hacer un amplio estudio en curso sobre la salud y las enfermedades cardiovasculares en hombres y mujeres. Obtuvieron los registros de 2110 participantes con pruebas médicas y rastreador de pasos a lo largo de todos los días durante una semana y posteriormente compararon sus nombres con los registros de defunción. Notaron una fuerte asociación con el número de pasos y la mortalidad. Aquellos hombres y mujeres que acumulaban al menos 7000 pasos diarios tenían aproximadamente 50% menos probabilidades de haber muerto que aquellos que dieron menos de 7000 pasos, y los riesgos de mortalidad continuaron disminuyendo a medida que aumentaban los totales de pasos de las personas, llegando a niveles tan altos como 70% menos de probabilidad de muerte prematura entre quienes dan más de 9000 pasos al día.

Pero algo interesante es que a los 10000 pasos, los beneficios se estabilizan. Las personas que daban más de 10000 pasos por día, incluso muchos más, rara vez ganaban en longevidad o supervivencia en comparación con quienes daban al menos 7000. Por lo que ya no es necesario que te pongas como loco a caminar 20000 pasos, con que tengas en promedio los 7000 diarios ya tienes un beneficio importantísimo.

¿Son equivalentes los pasos al ejercicio? Sí podrían serlo, si se camina durante al menos 20 minutos constantes a un paso retador. Si logras hacer estos pasos diariamente estarías cumpliendo con los 150 minutos que dijimos anteriormente, sin embargo yo sí recomendaría hacer otro tipo de ejercicio de resistencia (fuerza) para tener aún más beneficios, pero de esto hablaremos más adelante.

El ejercicio habitual durante la edad adulta puede protegernos de la pérdida muscular y el daño posterior relacionado con la edad. En un estudio realizado en 2020 se encontró que los músculos de los hombres mayores activos se parecen, a nivel celular, a los de los jóvenes de 25 años; también se detectó que esta musculatura soporta el daño inflamatorio mucho mejor que los músculos de las personas mayores sedentarias. Esto significa que podrías mantener la juventud si continúas haciendo ejercicio. Se ha encontrado que cuando tenemos factores inflamatorios en mayores cantidades circulando en el cuerpo se asocia con una mayor pérdida de masa muscular; adicionalmente, se sabe que las personas que hacen ejercicio tienden a tener niveles más bajos de inflamación en el cuerpo que las inactivas. El ejercicio a largo plazo puede ayudar a que los músculos envejecidos se mantengan saludables, en parte preparándolos para disipar la inflamación. Por otro lado, la vida sedentaria parece hacer que los músculos reaccionen de forma exagerada a la tensión y permanezcan inflamados, lo que potencialmente conduce a menores ganancias musculares cuando alguien hace ejercicio. Así que, mientras más joven empieces a tener una vida activa, los beneficios podrán ser mucho mayores y podrán tener un impacto superior en tu longevidad.

CAPÍTULO 3. **SALUD FÍSICA**

1. ¿QUÉ EJERCICIO DEBERÍA HACER? CARDIOVASCULAR VS. PESAS

Siempre da miedo llegar a un gimnasio nuevo o llegar a un gimnasio por primera vez. Parece que todos saben lo que hacen y puede ser muy intimidante, y no quiero que este capítulo se sienta así, por lo que empezaré desde cero, es decir, por definir adecuadamente cómo entendemos los diferentes tipos de ejercicio.

El ejercicio cardiovascular, también conocido como ejercicio aeróbico o *cardio*, es cualquier tipo de actividad física que aumenta la frecuencia cardiaca y mejora la eficiencia del sistema circulatorio y respiratorio. Durante este tipo de ejercicio los músculos grandes del cuerpo se mueven de manera continua por un periodo prolongado, lo que provoca un aumento en el consumo de oxígeno. Algunos ejemplos comunes de ejercicio cardiovascular son correr, nadar, andar en bicicleta, bailar o saltar la cuerda. Este tipo de ejercicio es fundamental para mejorar la salud del corazón, los pulmones y la circulación, además de ayudar a quemar calorías, reducir el estrés y mejorar el bienestar general.

El ejercicio de resistencia o pesas, también conocido como entrenamiento de fuerza, se centra en aumentar la fuerza muscular y la resistencia mediante el uso de peso externo. Esta resistencia puede ser dada por nuestro propio peso corporal, pesas libres (como mancuernas o barras), máquinas de pesas o bandas elásticas. El entrenamiento de resistencia implica la contracción de los músculos contra una fuerza o resistencia con el objetivo de romper fibras musculares y llevar a mejor resistencia muscular e hipertrofia, que es el aumento en su tamaño. Algunos ejemplos de ejercicios de resistencia incluyen sentadillas, lagartijas, abdominales, press militar, ejercicios con pesas o con bandas de resistencia y el uso de máquinas de gimnasio. Los beneficios de este tipo de ejercicio son el aumento de masa muscular y fuerza y mejora la densidad ósea, lo que ayuda a prevenir la osteoporosis. También incrementa el metabolismo (y esto ayuda a quemar más calorías en reposo), mejora la postura y reduce el riesgo de lesiones. Este tipo de ejercicio debería ser complementario al ejercicio cardiovascular, puesto que ambos son esenciales para una buena salud física.

En un estudio publicado en *Circulation* en 2023 por la Asociación Americana del Corazón se encontró que el entrenamiento de resistencia no solo puede mejorar o mantener la masa y la fuerza muscular, sino que también tiene efectos fisiológicos y clínicos favorables sobre las enfermedades cardiovasculares y sus factores de riesgo, como son la presión arterial y los niveles de lípidos. Además de los beneficios anteriores, el músculo absorbe más glucosa que otros tejidos, por lo que desarrollar más músculo ayuda a reducir el riesgo de diabetes tipo 2. Otro gran beneficio del entrenamiento de resistencia es que parece mejorar la función de los vasos sanguíneos, reduciendo la presión arterial aproximadamente en la misma cantidad que el entrenamiento aeróbico, pero con un menor número de sesiones por semana. El entrenamiento de fuerza también fortalece los músculos y tendones que absorben mejor los impactos al caminar y correr, protegiéndote así de lesiones.

Los beneficios del ejercicio van más allá de esto. Sorprendentemente, en un estudio publicado en 2023 en donde evaluaron el ejercicio como un agente contra el cáncer, se concluyó que hacer ejercicio reduce el riesgo de cáncer de mama en un 30-40%. Otro estudio abona a la evidencia que relaciona el nivel de actividad de las personas con los riesgos de cáncer. Una revisión sistemática publicada en 2020 por McTiernan *et al.*, con base en la revisión de 45 informes que resumían cientos de estudios epidemiológicos con varios millones de participantes, encontró evidencia sólida de una asociación entre los niveles de actividad física más altos y riesgos reducidos de presentar cánceres de vejiga, mama, colon, endometrio, esófago, riñón y gástrico. Las reducciones relativas del riesgo iban de 10 a 20%. Además de analizar el riesgo de mortalidad, encontraron que ante una mayor cantidad de actividad física, ya existía una disminución de la mortalidad por todas las causas y en específico por cáncer de mama, colorrectal o próstata, con reducciones de riesgo de muerte que iban de 40% a 50%.

En otra investigación se observó la misma asociación acorde a dosis de ejercicio con mortalidad, encontrando que el entrenamiento cardiovascular y de fuerza combinado fue el que ofrecía la mayor protección. Para este estudio, realizado en la Universidad Brigham Younglos, los investigadores utilizaron datos de la Encuesta Nacional de Entrevistas de Salud, que siguió a 416 420 adultos estadounidenses reclutados entre 1997 y 2014. Los participantes completaron cuestionarios que detallaban los tipos de actividad física que realizaban, donde también debían especificar cuánto ejercicio moderado o vigoroso incluían, junto con cuántas sesiones de ejercicios de fortalecimiento muscular hacían en una semana. Después de ajustar por factores como edad, género, nivel de ingresos, educación, estado civil y la presencia de enfermedades crónicas, como diabetes, enfermedades cardiacas o cáncer, los investigadores encontraron que las personas que realizaban una hora de actividad aeróbica de moderada a vigorosa intensidad a la semana tenían 15% menos riesgo de mortalidad. El riesgo de mortalidad fue 27% menor para aquellos que hacían tres horas a la semana. Y aquellos que además tenían una o dos sesiones de entrenamiento de fuerza por semana tuvieron un riesgo de mortalidad aún menor: 40% menos que aquellos que no hacían ningún ejercicio.

En resumen, el entrenamiento de cardio y de fuerza ayuda al cuerpo de diferentes maneras. El ejercicio cardiovascular (cualquier cosa que aumente la frecuencia cardiaca) promueve la salud del corazón y los pulmones y reduce el riesgo de presión arterial alta, diabetes y cáncer. El entrenamiento de fuerza estimula el metabolismo al desarrollar masa muscular magra, prevenir la obesidad y limitar la pérdida ósea.

A diferencia de los CDC, que recomiendan esos 150 minutos de los que hablamos antes, la Organización

CAPÍTULO 3. **SALUD FÍSICA**

Mundial de la Salud (OMS) recomienda al menos 150 a 300 minutos de actividad aeróbica moderada a la semana en adultos, lo que equivale a dos horas y media de tu semana y dos sesiones de ejercicio de fuerza por semana. Ahora, si sientes que no te da tiempo, una revisión sistemática y metaanálisis publicado en 2022 en el *American Journal of Preventive Medicine* sugirió que incluso una sesión de entrenamiento de fuerza a la semana prolonga la vida en comparación con ninguna. Así que siempre es mejor un poco que nada.

Cuando se trata de longevidad y salud en general, los expertos coinciden en que una combinación de ambas es lo mejor. Y un estudio publicado en *The British Journal of Sports Medicine* en 2022 encontró que una combinación de entrenamiento cardiovascular y de fuerza se asociaba con un menor riesgo de mortalidad que el cardio solo. Incluso una hora a la semana de cardio por sí sola condujo a una reducción en el riesgo de mortalidad, siendo tres horas las que produjeron el mayor beneficio.

2. ¿QUÉ HACER PRIMERO, CARDIO O PESAS?

Vas con un entrenador y te dice que primero debes hacer cardio y después pesas. Cambias de gimnasio y te dicen que al revés. ¿Qué dice la evidencia?

La evidencia general indica que si buscas aumentar fuerza y masa muscular lo ideal es iniciar con la actividad de fuerza, pero si quieres mejorar tu sistema cardiovascular lo ideal será primero hacer la actividad aeróbica o cardio. Aunque esto no termina aquí... En un estudio publicado en 2021 en *Scientific Reports* encontraron que hacer ejercicio cardiovascular, por ejemplo en bici estática, antes del entrenamiento de fuerza de cuerpo superior, prepara o calienta los músculos para una actividad de fortalecimiento y puede resultar más beneficioso para quienes desean aumentar su fuerza y masa muscular, siempre y cuando el ejercicio cardiovascular previo al entrenamiento de fuerza involucre diferentes grupos musculares.

Si tu objetivo es ganar fuerza o músculo...

Haz primero el entrenamiento de fuerza: este requiere altos niveles de energía y concentración. Si haces cardio primero, puedes agotar tu energía y fatigar los músculos, lo cual podría afectar tu capacidad de levantar pesos pesados o realizar los ejercicios con buena técnica y llevar al riesgo de lesiones. En conclusión, realizar primero la fuerza maximiza tus niveles de energía y te permite rendir al máximo.

Por otro lado, siempre está la duda de si hacer muchas repeticiones con poco peso o pocas repeticiones con mucho peso. De acuerdo con un metaanálisis publicado en 2024 en el *British Medical Journal* (BMJ) de medicina del deporte se encontró que ambas hipótesis funcionan. Puedes hacer pocas repeticiones con mucho peso o más repeticiones con pesas más ligeras y ambas estrategias llevarán a un aumento en la fuerza. La clave es terminar una serie sintiéndote fatigado, como que ya no puedas levantar más, lo que llamamos "el fallo". Lo recomendado es iniciar con un peso que puedas levantar 8 a 12 veces y esto repetirlo dos o tres veces durante el entrenamiento. Un importante conjunto de investigaciones muestra ahora que levantar pesas relativamente ligeras durante muchas repeticiones, por ejemplo unas 30, es tan efectivo para desarrollar músculo y fuerza como levantar pesas que se sienten más pesadas durante 5 a 12 repeticiones, así que haz lo que más te guste. Pero lo que también es importante es que, a medida que te resulte más fácil, aumentes el peso o el número de repeticiones entre 2 y 10%. Así, además de ayudarte a tener mayor masa muscular, también te hará sentir más poderoso, mental y físicamente. Incluso puede tener un impacto en el estado de ánimo: nos da sentido de disciplina, perseverancia, paciencia y constancia.

Si tu objetivo es mejorar la resistencia cardiovascular o perder peso...

Haz primero el cardio. ¿Por qué? Si tu prioridad es mejorar tu resistencia aeróbica o quemar más calorías, hacer cardio al inicio asegura que tengas mayor cantidad de energía para realizar el ejercicio cardiovascular de manera eficiente. Al realizar cardio primero, aumentas tu frecuencia cardiaca rápidamente y la mantienes elevada durante más tiempo, lo que puede ser beneficioso para quemar grasa.

Pero este objetivo tiene truco: aunque el ejercicio ayuda muchísimo con la pérdida de peso, también será muy importante que cuides tu alimentación (en el capítulo de nutrición platicamos bastante acerca del déficit calórico y de otros planes de alimentación). Asegúrate de llevar una dieta equilibrada con alimentos ricos en nutrientes en donde incorpores proteínas magras (pollo, pescado, legumbres), carbohidratos complejos (avena, arroz integral) y grasas saludables (aguacate, nueces) para apoyar tus entrenamientos y recuperación, además de mantener una adecuada ingesta de agua, en especial durante y después del ejercicio.

Si buscas equilibrio o acondicionamiento general...

Alterna el orden o combina ambos. Si no tienes un objetivo específico y solo buscas mejorar tu salud en general, podrías alternar el orden en diferentes días o hacer entrenamientos combinados (por ejemplo, circuitos de fuerza con intervalos de cardio). Esto asegura un buen equilibrio entre mejorar la fuerza muscular y la resistencia cardiovascular. Además mantiene el entrenamiento variado y evita que te estanques en una sola rutina o te aburras de ella.

Y qué onda con el HIIT

El HIIT (High-Intensity Interval Training o entrenamiento interválico de alta intensidad) es un tipo de entrenamiento que alterna periodos cortos de ejercicio muy intenso con periodos de descanso o ejercicio de baja intensidad. Su objetivo principal es maximizar el rendimiento físico en un tiempo reducido, mejorando tanto la capacidad cardiovascular como la fuerza muscular. Este tipo de entrenamiento se ha puesto muy de moda últimamente porque ya hay buena evidencia sobre sus beneficios.

Para poder tener un buen entrenamiento de este tipo es necesario que los intervalos de alta intensidad lleven a tu cuerpo al 80% o 90% de su capacidad máxima. Durante este tiempo, debes trabajar al máximo esfuerzo. Por lo general son intervalos intensos de entre 20 segundos y un minuto, seguidos de un breve descanso. Un gran beneficio es que estos entrenamientos suelen durar entre 10 y 30 minutos en total, tiempo suficiente para ser súper efectivos por su alta intensidad. Por lo mismo, el HIIT quema una gran cantidad de calorías en poco tiempo y sigue acelerando el metabolismo después del ejercicio, lo que significa que quemas calorías incluso en reposo, y aumenta la capacidad del corazón y los pulmones, mejorando el rendimiento aeróbico y anaeróbico. Por otro lado, puede mejorar la sensibilidad a la insulina y reducir la presión arterial y los niveles de colesterol. Además puedes hacerlo con ejercicios de peso corporal sin necesidad de aparatos, por lo que es accesible y fácil de adaptar a tu entorno.

De hecho, se ha encontrado que el HIIT es especialmente beneficioso para el cerebro. Algunas investigaciones han demostrado que mejora la memoria en adultos jóvenes y mayores de una manera que el ejercicio moderado estándar no lo hace. Parece que solo el ejercicio extenuante hace que los músculos produzcan una gran cantidad de lactato, que luego viaja a través de la sangre hasta el cerebro, donde se sabe que promueve la creación de nuevas células y vasos sanguíneos, mejorando la salud del cerebro y reduciendo el riesgo de demencia. Siendo así, sería ideal que pudieras incluirlo uno o dos días en tu rutina semanal. Ten en cuenta que dada la intensidad no es aconsejable que sea el único ejercicio que hagas porque podrías agotarte de más o lesionarte. Además, la intensidad debe ajustarse según la edad.

Ahora, quizá te ha pasado que ya llevas tiempo yendo al gimnasio o haciendo ejercicio y simplemente no ves los resultados que buscas o sientes que ya te estancaste. Y es que cuando hablamos de volvernos más fuertes o resistentes, la rutina es lo que debemos evitar. Cuando toqué el tema del entrenamiento de fuerza hablamos de aumentar el peso o repeticiones. Esto se llama *sobrecarga progresiva* y debe ser la base de todo programa de entrenamiento de fuerza en el que aumentes gradualmente el peso, las repeticiones, la dificultad, la intensidad o alguna combinación. No importa que tengas 20 o 70 años, siempre necesitaremos un reto y debemos buscar esta sobrecarga progresiva. Esto no significa que tengas que cargar mucho más peso a cada rato, lo puedes lograr modificando los movimientos o ejercicios, por ejemplo, si haces sentadillas, cambiarlas por desplantes o sentadillas con salto y sentadillas estáticas.

Toda actividad física lleva a la quema de calorías, pero la masa muscular también aumenta el metabolismo basal, que son las calorías que necesitamos para mantenernos vivos, por lo tanto, a mayor masa muscular, necesitamos más energía para mantenerla, lo que significa que quemamos más calorías en reposo. Esto puede ayudar a controlar el peso y prevenir el aumento de grasa corporal, porque recordemos que mantener un peso saludable es importante para reducir el riesgo de enfermedades crónicas.

En resumen:

- Prioriza la fuerza si quieres ganar músculo o mejorar la potencia.
- Prioriza el cardio si te interesa mejorar la resistencia o perder peso.
- Para un enfoque general, alternar o combinar ambos puede ser la mejor opción.
- Si tienes poco tiempo, elige lo que sea más importante para ti y ponlo en primer lugar, o intenta HIIT.

3. EJERCICIO Y ENVEJECIMIENTO

A medida que envejecemos vamos perdiendo masa muscular y ósea, lo que nos puede llevar a sufrir dolor lumbar, caídas y fracturas frecuentes. Aquí es donde el fortalecimiento muscular (hacer ejercicio de fuerza, principalmente) es esencial para compensar dicha disminución de la masa muscular y ósea relacionada con la edad y prevenir complicaciones.

Sé que saber esto les va a doler a algunos lectores, pero a partir de los 30 años la masa muscular tiende a disminuir gradualmente en un proceso llamado sarcopenia, por eso es importante el entrenamiento de fuerza, ya que es la mejor opción para contrarrestar dicha pérdida. Mantener o aumentar la masa muscular es crucial para la movilidad y la funcionalidad en la vida diaria y también ayuda a prevenir la pérdida de habilidades cotidianas con la edad y hace que las personas mayores pierdan su independencia. Hacer ejercicio te da más posibilidades de mantener tus funciones básicas, como subir escaleras, levantar objetos y hacer las labores del hogar.

Se sabe que el entrenamiento de fuerza también aumenta la densidad ósea, lo que ayuda a prevenir la osteoporosis y reducir el riesgo de fracturas. Esto es especialmente importante para las mujeres posmenopáusicas, que son más susceptibles a la pérdida ósea. Asimismo, al tener mayor masa y fuerza muscular se estabilizan las articulaciones y se favorece el equilibrio y la coordinación, lo que ayuda a evitar las caídas, una de las principales causas de lesiones en personas mayores.

En un metaanálisis reciente, publicado en *The British Journal of Sports Medicine*, los investigadores pudieron cuantificar el efecto del entrenamiento de fuerza sobre la longevidad fuera de la actividad aeróbica. Descubrieron que la mayor reducción se asociaba con 30 a 60 minutos de entrenamiento de fuerza a la semana llevando a una reducción del 10% al 20% en el riesgo de mortalidad, enfermedades cardiovasculares y cáncer.

No hay duda de que existe una relación estrecha entre el ejercicio y el envejecimiento. Si no has comenzado, hoy es el momento ideal para hacerlo. No es necesario cumplir con los estrictos requerimientos de 150 minutos a la semana y dos sesiones de entrenamiento de fuerza. Como ya hemos visto, es lo ideal, pero cualquier cantidad de actividad física suma. Con tan solo hacer un poco, ya estarás obteniendo grandes beneficios para tu salud y bienestar general.

4. DEJÉ DE HACER EJERCICIO, ¿YA SE ARRUINÓ MI PROGRESO?

Tal vez te ha pasado que ya estás súper aplicado con el ejercicio cuando surge un proyecto del trabajo, sales de viaje o te enfermas y pierdes la rutina. Al regresar a la vida normal no vuelves al ejercicio y sientes que todo tu progreso está perdido. Cuando se trata de aptitud cardiovascular y fuerza muscular, es cierto que lo que no se usa, se pierde, pero no se pierde tan rápido. Así como el ejercicio habitual puede mejorar la salud del corazón y aumentar la fuerza y la movilidad, tomarse semanas o meses de descanso puede revertir muchos de esos beneficios.

Lo que pasa cuando dejamos de ejercitarnos

Los efectos de dejar de hacer ejercicio pueden variar según la persona, el nivel de condición física previa y el lapso de tiempo que esté inactiva. Los efectos negativos empiezan a notarse en tan solo una o dos semanas de inactividad, pero se vuelven más pronunciados y difíciles de revertir después de uno a dos meses. La buena noticia es que, aunque la pérdida es inevitable, siempre puedes retomar la actividad física y comenzar a recuperar lo perdido. La velocidad de recuperación dependerá de cuánto tiempo hayas estado inactivo y de tu estado físico previo.

Te dejo una aproximación de lo que puede suceder y en qué tiempos:

Dentro de los primeros días (3-7 días): Es probable que empieces a notar una leve disminución en tu energía y tu estado de ánimo, más si ya estás acostumbrado al ejercicio. El activarnos libera endorfinas que mejoran el ánimo y al dejar de hacer ejercicio podrías sentirte menos motivado o con más estrés. Ahora, si has estado entrenando intensamente, en los primeros días podrías notar menos dolor muscular, lo que puede ser un beneficio temporal del cual hablaremos más adelante. Sin embargo, la falta de actividad comenzará a tener efectos negativos si se prolonga.

Dentro de 1-2 semanas: Este es el punto de retorno. A las semanas se empieza a notar reducción en la capacidad cardiovascular. El corazón y los pulmones pierden algo de eficiencia y actividades físicas simples pueden sentirse un poco más difíciles de realizar. También puede haber afección si no haces estiramientos o ejercicios regulares, podrías empezar a perder algo de flexibilidad y notar rigidez en las articulaciones. Si usabas el ejercicio como una forma de lidiar con el estrés o la ansiedad, podrías notar un incremento mayor en estos síntomas, pero ==aquí es donde más fácilmente podrás volver como si nada.==

Dentro de 2-4 semanas: En este momento es donde se empiezan a notar pérdidas más evidentes. La resistencia muscular y cardiovascular disminuyen, haciendo que los entrenamientos, cuando los retomes, se sientan más difíciles. Es alrededor de las tres semanas cuando las personas experimentan los mayores cambios en su capacidad para realizar un entrenamiento, ya que la energía producida por las mitocondrias (que son como las fábricas de energía en nuestras células) para las células musculares disminuye significativamente. ==La fuerza disminuye más despacio que la salud cardiovascular.== Puede que no corras tan rápido o por tanto tiempo como lo hacías antes de que comience la pérdida de masa muscular. Los músculos, al no ser desafiados con regularidad, empiezan a atrofiarse. Esta pérdida puede ser más notoria si eras una persona que levantaba pesas o hacía entrenamiento de fuerza de manera habitual. A medida que la masa muscular disminuye, también lo hace tu metabolismo basal, lo que puede llevar a un aumento en la grasa corporal si mantienes la misma ingesta calórica.

Después de cuatro semanas (un mes en adelante): Notarás una disminución significativa en la capacidad cardiovascular. Subir escaleras, caminar largas distancias o cualquier otra actividad que solías realizar sin esfuerzo puede volverse más extenuante. ==La pérdida de fuerza es aún más evidente;== de hecho podrías perder hasta 10% de fuerza en un mes de inactividad y esto continuará si el periodo sin ejercicio se extiende. Aunque la densidad ósea tarda más en verse afectada, después de meses sin ejercicio puedes empezar a perderla, aun más si eres de mayor edad y no haces actividades de resistencia.

Después de 2 meses: Se puede llegar a perder una buena parte de la capacidad aeróbica (hasta 15-20%). Además, la pérdida de masa muscular y fuerza continúa, especialmente si tu inactividad ha sido completa (absolutamente nada de ejercicio). Aquí es donde los efectos de la sarcopenia (pérdida de músculo) empiezan a ser más marcados, más si eres mayor de 30 años. El grado en que diferentes personas experimentan una disminución de su condición física depende de la edad, la genética, el estilo de vida, la alimentación y el nivel previo de condición física. ==Los estudios muestran que los adultos mayores pierden forma física a un ritmo casi el doble que las personas de 20 a 30 años.==

Después de 6 meses o más: El riesgo de enfermedades cardiovasculares comienza a aumentar significativamente. Tu presión arterial y niveles de colesterol pueden aumentar, lo que eleva el riesgo de enfermedades del corazón y otros problemas relacionados. Es probable que notes un aumento de grasa corporal, especialmente si no has ajustado tu ingesta calórica. La pérdida de masa muscular y la desaceleración del metabolismo contribuyen a este aumento. A estas alturas, la pérdida de capacidad física será muy notoria. Retomar el ejercicio después de un largo periodo de inactividad será mucho más difícil y podrías sentir que estás "empezando desde cero".

Lo anterior es una estimación, sin embargo sí existe un número mágico que no debes pasar sin hacer ejercicio y ese número es de 12 días. En un estudio publicado en *Frontiers of Physiology* 2020 evaluaron cómo atletas regresaban al ejercicio tras la detención de su entrenamiento. Encontraron que después de 12 días, la cantidad total de sangre que el corazón bombea cada minuto disminuye, junto con la cantidad de sangre oxigenada disponible para los músculos y otras células (medida como VO^2 máx). Si regresas al ejercicio en este momento, solo notarás ligeras diferencias en el rendimiento como una frecuencia cardíaca un poco más rápida y dificultad para respirar a medida que tu cuerpo trabaja más para bombear sangre y oxígeno a donde se necesitan, pero podrás volver a tu estado físico en pocos días.

Si te tomaste un descanso y hace tiempo que no realizas actividad física, no te desesperes: lo más importante es empezar de nuevo. Las investigaciones muestran que, aunque los descansos prolongados reducen significativamente la condición física, los niveles de la mayoría de los deportistas se mantienen por encima de aquellos que han sido sedentarios toda su vida. Por ejemplo, aunque las fibras musculares pueden encogerse durante los descansos prolongados, no desaparecen por completo y conservan una "memoria muscular" molecular que puede ayudarlas a recuperarse meses después de dejar de hacer ejercicio. En otras palabras, ya estás preparado para recuperar fuerza yresistencia mucho más rápido que cuando empezaste la primera vez. De hecho se calcula que puedes recuperar aproximadamente la mitad de tu condición física en 10 a 14 días con entrenamientos moderadamente intensos. Esto es variable y dependerá obviamente del tiempo que dejaste de hacer ejercicio; mientras más tiempo lo hayas dejado mayor será el tiempo para retomar, pero siempre ten en cuenta la memoria muscular. Tan posible es que imagínate que un estudio encontró que los adultos mayores necesitaban menos de ocho semanas de reentrenamiento después de un descanso de doce semanas así que ¡no te desanimes!

Volver a tu condición física es totalmente posible y, gracias a la memoria muscular, tu cuerpo recordará rápidamente cómo realizar los movimientos y recuperará la fuerza y resistencia con mayor rapidez. Aunque los primeros días pueden sentirse desafiantes, tu cuerpo comenzará a adaptarse rápidamente si eres constante. Lo importante es no castigarte por la pausa o descanso, sino enfocarte en volver gradualmente, disfrutando de los beneficios de la actividad física cada día. Cuanto antes retomes, más rápido verás mejoras en tu rendimiento y bienestar.

Si te encuentras con menos tiempo o tienes que viajar, trata de incluir ejercicios cortos para mantenerte activo tanto en lo aeróbico como en la fuerza. Intenta caminar, subir por las escaleras o hacer rutinas cortas. Incluso 15 o 20 minutos de ejercicio pueden hacer una gran diferencia. Realiza entrenamientos de alta intensidad (HIIT) o circuitos de fuerza con tu propio peso corporal como lagartijas, sentadillas o planchas, para mantener tu cuerpo en movimiento. Mantener una pequeña dosis de actividad física te ayudará a conservar tu condición y a evitar perder progreso, perder masa muscular o aumentar grasa corporal. De esta manera también estás facilitando el regreso a tu rutina habitual cuando tengas más tiempo.

5. EJERCICIO Y SALUD NEUROLÓGICA Y MENTAL

El ejercicio no solo tiene los beneficios físicos mencionados anteriormente, también tiene un impacto enorme en nuestra salud mental. Muchos datos sugieren que la actividad física puede reducir el riesgo de diversas enfermedades neurológicas y proteger el cerebro de los efectos perjudiciales del envejecimiento. En estudios con animales se han observado los efectos del ejercicio a largo plazo (semanas a meses de mayor ejercicio) sobre la función del hipocampo (zona del cerebro relacionada con procesos de aprendizaje y memoria). Sobre todo se ha notado el rol que juega el ejercicio en la neurogénesis (formación de nuevas neuronas) del hipocampo en adultos lo que puede mejorar el aprendizaje y la memoria, ambas funciones dependientes del hipocampo. En roedores también han documentado cambios neuroanatómicos, neuroquímicos y celulares/moleculares asociados con la exposición prolongada al ejercicio. En humanos, el estudio tanto con imagenología como funcional ha encontrado mejoras en la corteza prefrontal, observándose beneficios inducidos por el ejercicio en la atención y otras funciones ejecutivas.

Además de mejorar la cognición en niños y adultos sanos, estos efectos a largo plazo son de mayor interés por su posible papel en la mejora de la función cognitiva durante el envejecimiento. A medida que envejecemos, el deterioro cognitivo, que desafortunadamente es un fenómeno común y, hasta cierto punto inevitable, es resultado del proceso de neurodegeneración del cual platicaremos en su respectivo capítulo. En algunos casos, la neurodegeneración provoca un deterioro cognitivo leve mientras que en otros es más grave manifestándose en forma de demencia, como el Alzheimer, el Parkinson o la enfermedad de Huntington. Debido al papel del ejercicio en la mejora de la neurogénesis y la plasticidad cerebral, la actividad física puede servir como una herramienta terapéutica potencial para prevenir, retrasar o tratar su deterioro. De hecho, estudios tanto en roedores como en humanos han demostrado que el ejercicio prolongado es útil tanto para retrasar la aparición del deterioro cognitivo y la demencia como para mejorar los síntomas en pacientes con un diagnóstico ya existente.

Aunque el ejercicio en sí mismo puede actuar como un factor estresante, se ha demostrado que reduce los efectos nocivos de otros estresores cuando se realiza a intensidad moderada. Lo que pasa es que hay una liberación de neurotransmisores (los mensajeros químicos del cerebro), de factor neurotrófico (proteína asociada al crecimiento del sistema nervioso), neurogénesis (proceso por el cual se generan nuevas neuronas) y alteración del flujo sanguíneo cerebral de manera que el entrenamiento de alta intensidad se ha asociado a mejor memoria y menor riesgo de demencia.

Pero además de estos beneficios cognitivos, el ejercicio también juega un papel impresionante en nuestra salud mental. Todos hemos escuchado sobre las famosas endorfinas post ejercicio, pero no se trata solo de ellas. Antes se pensaba que la felicidad que la gente sentía al hacer ejercicio provenía exclusivamente de las endorfinas que actúan como opioides naturales en el cerebro al aliviar el dolor. Pero en las últimas décadas, se ha descubierto una combinación más compleja de otras sustancias químicas clave para "sentirse bien" que se producen durante el movimiento.

Al hacer ejercicio liberamos endocannabinoides, que comparten una estructura molecular similar con el THC de la marihuana y se unen a los mismos receptores en el cerebro, dándote de esa sensación de que todo está bien en el mundo. También activa la liberación de dopamina, un neurotransmisor que crea una sensación de recompensa y te condiciona a seguir buscándola, una de las razones por las que la gente se engancha con el ejercicio. Además, estimula la liberación de serotonina (conocida como la *hormona de la felicidad*), lo que ayuda a sentirse concentrado y tranquilo. Recientemente, los científicos han descubierto otra sustancia química importante en el ejercicio: la oxitocina, una hormona que ayuda a la sensación de apego, a vincularse con otras personas y esa sensación de conexión. Así vemos que en cuanto a salud mental, los beneficios del ejercicio son interminables.

Ojalá todo fuera miel sobre hojuelas en este tema, pero para que podamos tener estos beneficios necesitamos aumentar nuestra frecuencia cardiaca al menos media hora porque tras 20 minutos es cuando comienza la liberación de estas sustancias que nos hacen sentir tan bien. Además, se necesitan aproximadamente tres semanas de ejercicio constante antes de que comiencen estos beneficios. Cuanto más tiempo puedas mantener un entrenamiento aeróbico a un nivel moderado de intensidad (uno en el que puedas mantener una conversación sin quedarte sin aliento), más fluirán tus endocannabinoides y mayor será tu impulso. Imagínate qué tan potentes son estas sustancias que son las responsables del *runners high*, un sentimiento de euforia y felicidad que se experimenta después de correr muchos kilómetros.

En el caso de la depresión, mantenerte activo ya sea corriendo o caminando durante 15 minutos al día o un poco más de tiempo, podría ayudar a proteger a las personas contra el desarrollo de la enfermedad, según un estudio innovador publicado en 2019 en *JAMA Psychiatry*. El estudio involucró a cientos de miles de personas y utilizó un tipo de análisis estadístico para establecer que la actividad física puede ayudar a prevenir la depresión por sí sola.

En otro estudio de 2019 publicado en *Depression and Anxiety* por Choi y colaboradores, obtuvieron los registros de casi 8000 participantes y su frecuencia de ejercicio. Con esta base de datos analizaron variantes genéticas que se cree aumentan el riesgo de esta enfermedad y calificaron a sus voluntarios según su riesgo hereditario de depresión en tres categorías: alto, moderado o bajo. Lo menos sorprendente fue que efectivamente aquellos con riesgo genético alto tuvieron más probabilidades de desarrollar depresión, pero lo interesante fue que las personas físicamente activas tenían menos riesgo que las personas que rara vez hacían ejercicio. Si alguien pasaba al menos tres horas a la semana participando en cualquier actividad, ya fuera vigorosa (como correr) o algo de menor impacto (como yoga o caminar), tenía menos probabilidades de deprimirse que los voluntarios sedentarios, y el riesgo se reducía otro 17% con cada 30 minutos adicionales de actividad diaria. El ejercicio también alteró sustancialmente el cálculo de riesgo para las personas cuyo ADN los predisponía a la depresión. Si tenían múltiples variantes de riesgo para depresión, pero hacían ejercicio con frecuencia, no tenían mayores probabilidades de desarrollarla a diferencia de las personas inactivas con baja predisposición, como si ==el ejercicio neutralizara el riesgo genético de depresión.==

6. FLEXIBILIDAD Y EQUILIBRIO

¿Recuerdas cuando eras niño y te podías tocar la punta de los pies sin doblar las piernas? Desafortunadamente perdemos flexibilidad a medida que envejecemos, este es un componente clave del ejercicio y la condición física general que nos permite realizar movimientos con facilidad y amplitud. Por más inocente que suene, es importante porque al tener músculos más flexibles es menos probable que sufras lesiones durante el ejercicio o las actividades cotidianas. Además, la flexibilidad permite que el cuerpo se adapte mejor a movimientos repentinos o estiramientos inesperados, lo que protege las articulaciones, tendones y músculos de lesiones o rupturas.

Un cuerpo flexible es capaz de moverse de manera más fluida y con menos esfuerzo, lo que mejora el rendimiento en diversos tipos de ejercicio, desde deportes de resistencia hasta actividades de fuerza. Los músculos y las articulaciones trabajan de forma más eficiente cuando tienen un buen rango de movimiento. Por ello son muy importantes los estiramientos en relación con tu rutina de ejercicio. Además, los estiramientos promueven una mejor circulación sanguínea, lo que favorece la oxigenación de los músculos y la eliminación de productos de desecho como el ácido láctico, acelerando la recuperación tras el ejercicio.

¿Se debe estirar antes, después de hacer ejercicio o en ambos momentos?

Si ya eres persona de gimnasio o de clases recurrentes probablemente te han dicho que debes estirar antes y después del ejercicio. El después es un sí o sí definitivo. El antes es lo que ha sido debatido. ==Investigaciones recientes han descubierto que estirarse antes de hacer ejercicio no es eficaz para prevenir lesiones y, de hecho, puede ir en tu contra.== Esto se debe a que estirar un músculo durante más de 90 segundos disminuye temporalmente su fuerza. Si realmente disfrutas la sensación de estirarte antes de la actividad física, solo intenta no mantener el estiramiento por mucho tiempo para prevenir lesiones. Lo ideal antes del ejercicio es más bien calentar, puedes hacerlo con movimientos dinámicos: una serie de ejercicios activos que hacen que la sangre fluya y estresen suavemente los músculos, como caminar en tu lugar, subirte unos minutos a una escaladora o bicicleta estacionaria sin hacer mayores esfuerzos.

¿Entonces cómo me estiro?

Puedes hacer ejercicios como yoga o pilates que además de mejorar la flexibilidad ayudan a reducir el estrés mental y físico. La combinación de respiraciones profundas y controladas con estiramientos suaves promueve la relajación, disminuyendo la tensión acumulada. Si no te gusta el yoga, puedes simplemente hacer estiramientos en casa, los que se sientan bien para ti, revisando y estirando tu cuerpo de pies a cabeza y al revés.

¿Qué es mejor, hacer ejercicio por la mañana, por la tarde o por la noche?

Es la pregunta de todos los días de mis pacientes y siempre les contesto que lo mejor es la hora que te acomode y a la que vayas a ser más constante. Si eres una persona que le gusta dormir hasta tarde y no eres *morning person* si te propones hacerlo por la mañana lo más probable es que al cabo de unas semanas comiences a fallar, mejor ser realista con algo que se ajuste a tu estilo de vida. En lo personal creo que tenemos mayor posibilidad de ser constantes con el ejercicio cuando lo hacemos por la mañana, porque al menos a mí me pasa que cuando lo dejo para la tarde, me atraso con el trabajo, sale algún cumpleaños o plan social y termino no cumpliendo con mi ejercicio. Aparte de eso, si eres atleta de alto rendimiento o buscas mejorar en algo específico, la verdad es que fisiológicamente sí hay ciertas diferencias en cuanto al horario que elegimos para ejercitarnos y vamos a ver los pros y contras de cada uno.

A. *Ejercicio por la mañana*

Es mi favorito porque siento que me llena de energía. El ejercicio matutino estimula tu metabolismo y te da una

CAPÍTULO 3. **SALUD FÍSICA**

dosis de energía para el resto del día. Creo que es más fácil mantener la rutina si es lo primero que haces todos los días porque hay menos distracciones y compromisos sociales o laborales. Aunque pequeños estudios sugieren que podría ser el menos conveniente por la temperatura corporal, que es más baja por la mañana y alcanza su punto máximo al final de la tarde e influye en el rendimiento deportivo. Tal como es importante calentar nuestros músculos antes de una sesión de entrenamiento, el frío por la mañana nos pide calentar un poco más. Una temperatura corporal más baja reduce la capacidad muscular, aunque hacer un calentamiento un poco más largo por la mañana podría ayudar a contrarrestarlo.

De acuerdo a un estudio de 2022, publicado en la revista de la Sociedad Europea de Cardiología, encontraron que el ejercicio matutino puede ser especialmente beneficioso para la salud del corazón y también puede conducir a un mejor sueño. Algunos otros estudios sugieren que hacer ejercicio en ayunas y por la mañana puede favorecer la quema de grasa (más adelante hablaremos acerca del ejercicio en ayuno).

Ahora, no todo es perfecto porque sí: es difícil levantarse por la mañana y más si lo tienes que hacer muy temprano, por lo que es importante que si decides incorporar el ejercicio en la mañana este debe ir de la mano con dormir temprano. Y, aunque no lo creas, en un meta análisis de 29 estudios concluyeron que las ==personas que hacen ejercicio por la mañana tienen mejores parámetros de sueño==.

Y bueno, si se trata de perder peso, se han presentado buenos argumentos a favor del ejercicio matutino. Por ejemplo, en otro estudio publicado en la revista *Obesity* en 2023 se encontró que las personas que hacían ejercicio entre las siete y nueve de la mañana tenían un índice de masa corporal más bajo que quienes hacían ejercicio por la tarde o por la noche. Sin embargo, en este estudio no se tuvo un seguimiento adecuado de los participantes y parece ser que el mayor argumento para estos resultados fue la practicidad y la constancia del ejercicio en la mañana más que el efecto del horario por sí solo.

B. Ejercicio a mediodía o por la tarde

Este podría ser el mejor si eres un atleta de alto rendimiento o si tienes disponibilidad durante el día. Acorde a algunas investigaciones, la fuerza medida con el press de banca y el rendimiento en sentadillas, son significativamente mayores durante la tarde o noche. Normalmente, las variaciones diarias del rendimiento en los entrenamientos de potencia y fuerza oscilan entre 3% y 15% durante los entrenamientos matutinos y vespertinos. Esto pasa porque la temperatura corporal central tiende a ser máxima entre las dos y seis de la tarde por lo que hacer ejercicio durante este tiempo sería lo óptimo para obtener el mejor rendimiento. En ese horario nuestra temperatura es más alta y los músculos están más flexibles, y esto puede mejorar tu fuerza, resistencia y capacidad cardiovascular. Además, entrenar después de trabajar o estudiar puede ser una buena forma de liberar el estrés y distraerte un poco. Un último punto importante: si es que tienes el lujo de disponer de tiempo suficiente, en un pequeño estudio de Nueva Zelanda descubrieron que puede ser útil tomar una siesta antes del ejercicio para tener todavía un mejor rendimiento.

Por lo tanto, parece que los entrenamientos que involucran ejercicios tradicionales, de entrenamiento de fuerza o movimientos de potencia, son óptimos más tarde en el día, no sólo porque la temperatura corporal central está en su punto máximo, sino porque nos ayuda a cerrar el día de forma sana y relajante. ¿Lo malo de hacer ejercicio en la tarde? Como lo dije antes, las distracciones, responsabilidades del día, como reuniones o compromisos sociales, pueden hacer que te resulte difícil cumplir con tu rutina. En ese caso ¡se necesita más disciplina que nunca!

C. Ejercicio por la noche

Un grupo de investigadores australianos argumentaron en 2024 que la noche era el momento más saludable para hacer ejercicio y sudar, al menos para quienes tienen sobrepeso u obesidad. Su estudio analizó a 30 000 personas de mediana edad con obesidad siguiéndolas durante una media de ocho años y encontró que quienes hacían ejercicio nocturno tenían 28% menos probabilidades de morir por cualquier causa que aquellos que hacían ejercicio por la mañana o por la tarde. El ejercicio en la noche hace que la insulina sea más eficaz para reducir los niveles de azúcar en la sangre, lo que a su vez previene el aumento de peso y la diabetes tipo 2, una de las complicaciones o consecuencias más comunes y graves de la obesidad. Por la noche, normalmente los niveles de insulina circulantes son mayores, lo que, como veíamos previamente, nos puede llevar a resistencia a la insulina si se mantienen altos constantemente; entonces, si puedes compensar ese cambio en la sensibilidad a la insulina de manera natural haciendo ejercicio podrás reducir tus niveles de glucosa en la sangre y así ayudar a evitar la diabetes y enfermedades cardiovasculares.

Hacer ejercicio por la noche también puede ayudarte a liberar el estrés y relajarte después de un día largo, pero, igual que en el caso anterior, tenemos la desventaja de que las noches pueden estar llenas de compromisos sociales o cansancio acumulado, lo que podría hacer que sea más fácil saltarse una sesión de entrenamiento. Además, si tienes dificultades para dormir, hacer ejercicio en la noche podría empeorarlo, por lo que no es para todos. Se sabe que hacer ejercicio por la noche incide en la calidad del sueño. Esto pasa porque el ejercicio lleva a un aumento de la frecuencia cardiaca y de la temperatura corporal central, elementos que necesitamos reducir cuando vamos a dormir. Si la noche es el único momento en el que puedes hacer ejercicio, te sugeriría evitar los ejercicios de alta intensidad o elegir algunos menos intensos y que te lleven a la relajación, como yoga o pilates.

CAPÍTULO 3. **SALUD FÍSICA**

¿Entonces?

Ya hablamos de varios estudios aislados con pros y contras para cada uno de los horarios, pero una revisión sistemática (estudio en el que se recopilan muchos estudios con las mismas metodologías) de 26 artículos encontró poca evidencia a favor o en contra de la hipótesis de que entrenar en un momento específico del día conduce a mejores resultados. Así que regreso a la idea de que lo mejor es que hagas ejercicio cuando mejor quede en tu rutina. De hecho, en este mismo estudio hubo cierta evidencia de que existe un beneficio en el rendimiento cuando el entrenamiento ocurre en el mismo momento del día constantemente. O sea que, si te es posible, debes intentar que tu sesión de ejercicio sea a la misma hora todos los días.

Todos los estudios antes mencionados no son fáciles de llevar a cabo, ya que existen demasiadas variables modificadoras, como la alimentación y el sueño; todos somos diferentes y no se le puede atribuir la mejoría en rendimiento únicamente a la hora de hacer ejercicio. Si tienes opción y puedes elegir la hora para tu rutina de ejercicio o eres atleta de alto rendimiento te diría que el momento ideal es en la tarde, entre 11 a.m. y 5 p.m., por los beneficios que platicábamos, pero si no es así, ¡lo importante es activarte a la hora que sea! Escoge el horario que te haga ser más constante y con menos excusas. Sin duda el secreto está en crear un hábito, por ejemplo, yo ya estoy tan acostumbrada a levantarme y hacer ejercicio para después iniciar mis actividades, que los días que no hago ejercicio no le veo el caso a bañarme o siento que mi día no comienza hasta que ya me haya activado. Igual pasa con personas que hacen ejercicio en la tarde, es parte de su rutina, hacer ejercicio, cenar y dormir. ==Una vez que lo vuelves un hábito, que ya no lo piensas y solo lo haces, estarás del otro lado.==

El mejor momento para hacer ejercicio depende en gran medida de tus preferencias personales, tu estilo de vida y cómo responde tu cuerpo en particular a la actividad física en diferentes momentos del día, ya que no todos responden igual o necesitan lo mismo.

7. VIDA ACTIVA VS. SEDENTARIA

Ya cumplo con mis requerimientos de ejercicio y hago mis 150 minutos semanales de actividad moderada más dos sesiones de entrenamiento de fuerza, pero me la paso sentado el resto del día, ¿es suficiente?

Lamento decirte que no.

No se trata únicamente de cumplir con las pautas de actividad física, dependemos mucho de la actividad que tenemos a lo largo del día. Por supuesto, es excelente que hagas ejercicio, pero no hay que olvidar ==intentar mantenerte activo durante el día.==

En un artículo publicado en 2022 en el *British Journal of Sports Medicine*, investigadores encontraron que la ==inactividad física era la causante de 7.6% del total de las muertes por enfermedad cardiovascular y de 7.2% muer-==

tes por cualquier razón. Sabemos y ya platicamos acerca de todos los beneficios y bondades del ejercicio para prolongar la vida y protegernos contra enfermedades del corazón e incluso cáncer. Sin embargo, pocos estudios muestran realmente que el ejercicio reduzca los impactos nocivos para la salud al estar demasiado tiempo sentado. Las personas que hacen ejercicio, pero pasan el resto del día sentadas o sin moverse durante muchas horas podrían compartir los mismos riesgos elevados de enfermedad y muerte prematura que personas menos activas.

Un estudio de 2015 publicado en *The American Journal of Physiology-Endocrinology and Metabolism* fue uno de los primeros en comparar directamente a los deportistas que también se sentaban mucho tiempo con aquellos que son más activos en general. Los hallazgos sugirieron que un solo ejercicio intenso puede hacer poco para contrarrestar los efectos de estar sentado durante mucho tiempo, mientras que caminar con frecuencia, además de hacer ejercicio, parece mantener el daño amortiguado. De hecho se ha considerado de bajo riesgo estar sentado por menos de cuatro horas diarias, un riesgo moderado de cuatro a ocho horas al día, alto de ocho a 11 horas por día y uno muy alto más de 11 horas al día.

¿Cómo puedo integrar más movimiento en mi día a día?

El truco está en tomar un descanso de estar sentado cada 30 minutos. Párate o camina mientras hablas por teléfono o ves la tele, puedes intentar trabajar en un escritorio de pie, caminar con tus compañeros de trabajo hacia las reuniones si es posible, en lugar de sentarte en un taxi, o salir a caminar y evitar estar estático en una sala de conferencias. Incluso actividades como hacer limpieza de tu espacio, sacar la basura, doblar la ropa, barrer y trapear son buenas formas de mantenerte activo, no sentado. De hecho, si buscabas una señal para adoptar un perrito, es esta, ==se conoce que las personas con perro suelen ser más saludables y activas porque el tenerlos nos obliga a salir a pasearlos.== Cuando estés trabajando intenta pararte una vez cada media o cada hora para dar una vuelta a la oficina, subir las escaleras o hacer unas 10 sentadillas. Si estás en casa puedes poner música y bailar un poco (o si no te da pena, hazlo donde estés, ¡sería más divertido!). Busca que tus actividades sociales involucren movimiento, en lugar de ir a comer o cenar ve a caminar a un parque o alguna actividad recreativa. En lo personal, cuando voy a reunirme con amigas las invito a hacer ejercicio y de ahí nos vamos a desayunar, es una gran forma de no perder tu actividad física habitual e invitar a alguien a moverse un poco mientras conviven. También intenta subir por las escaleras siempre que puedas o estaciónate más lejos para caminar un poco más. Hay muchas formas sencillas de agregar más movimiento a tu vida. Solo es cuestión de no olvidarlo y de ponerte creativo para no pasar más de ocho horas al día sentado.

8. EJERCICIO EN AYUNAS

A todos nos ha pasado que son las seis de la tarde, vamos llegando del trabajo y queremos hacer ejercicio, pero tenemos hambre, ¿deberíamos comer algo primero o hacer ejercicio y después cenar? Misma pregunta por la mañana: ¿deberíamos desayunar o hacerlo después del ejercicio?

Primero hablemos de lo que pasa por la mañana...

No, el desayuno no es la comida más importante del día y todos somos diferentes; si no tienes hambre por la mañana naturalmente no es necesario que comas a la fuerza. Sabemos que saltarte el desayuno podría reducir la cantidad total de comida que ingieres durante el resto del día y de esa manera se crea un déficit calórico que lleve a la pérdida de peso, independientemente de que hagas ejercicio o no. Pero la decisión de saltarse o de consumir el desayuno antes de entrenar puede ser importante. Cuando comemos, el cuerpo depende de los carbohidratos como fuente principal de energía. Aquí es donde entra en juego el desayuno. Si no nos alimentamos por la mañana, antes del ejercicio no tendremos calorías de carbohidratos inmediatamente disponibles como energía para el ejercicio sino que dependeremos (y reduciremos) de nuestras reservas de carbohidratos junto con parte de nuestra grasa y así esto puede conducir a una pérdida peso.

Hacer ejercicio con el estómago vacío podría amplificar los beneficios para la salud, según un estudio publicado en 2019 por Edinbourgh y colaboradores acerca de la interacción entre el horario de las comidas, la salud metabólica y el movimiento. El estudio, en el que participaron hombres sedentarios que practicaban ciclismo moderado, sugiere que la manera de comer y cuándo comemos sí afecta el ejercicio. Para la investigación reclutaron a 30 hombres sedentarios con sobrepeso, evaluaron el estado físico y su sensibilidad a la insulina, luego los dividieron en tres grupos: uno que siguió su vida sedentaria habitual, otro que hacía ejercicio tres veces a la semana, tomando un licuado de vainilla dos horas antes del ejercicio y el tercero hacía ejercicio igual tres veces a la semana pero con una bebida placebo que no tenía calorías. Como se esperaba, el estado físico y la sensibilidad a la insulina del primer grupo que no había hecho ningún cambio se mantuvieron inalterados, mientras que los hombres en ambos grupos de ejercicio mejoraron su estado físico y redujeron su cintura, aunque pocos habían perdido peso. Sin embargo, los ciclistas que pedalearon con el estómago vacío o bebida placebo **quemaron aproximadamente el doble de grasa durante cada recorrido que los hombres que consumieron el licuado primero.** Todos los ciclistas habían quemado aproximadamente la misma cantidad de calorías mientras pedaleaban, pero una mayor cantidad de esas calorías procedía de la grasa en reserva cuando los hombres no comían primero. Esos ciclistas también mostraron mayores mejoras en la sensibilidad a la insulina al final del estudio y habían desarrollado niveles más altos de ciertas proteínas en los músculos, mismas que influyen en qué tan bien las células musculares responden a la insulina y usan el azúcar en la sangre. Esto sugiere que si tu objetivo es perder peso puede ser mejor hacer ejercicio aeróbico en ayunas. Si tu objetivo es aumentar masa muscular podría ser mejor comer algo de proteína antes de realizar ejercicio de resistencia o pesas.

Pero ¿y si hago ejercicio en la tarde?

Ya sea que hagas ejercicio en la tarde o si eres de las personas que, como yo, despierta y se muere de hambre y no se ve haciendo ejercicio en ayuno te tengo buenas noticias. Los investigadores concluyen que lo importante es el periodo de ayuno de una a dos horas previo al ejercicio y que no tiene que ser a fuerza un ayuno de más horas o el ayuno de la noche. De hecho, tomar un snack 30 minutos antes de hacer ejercicio también te puede dar un impulso de energía, en especial si haces ejercicio de intensidad moderada o alta durante más de 90 minutos. Este puede ser un plátano o una barrita energética. Después del ejercicio sí o sí hay que consumir proteínas con carbohidratos que ayudarán con la hipertrofia y la recuperación muscular. De acuerdo con estudios de nutrición preejercicio, se sabe que en la mayoría de las personas consumir una comida equilibrada rica en carbohidratos y proteínas de dos a cuatro horas antes de un entrenamiento proporcionará suficiente energía para durar toda la sesión de entrenamiento y este tiempo también es suficiente tanto para la digestión como para que no sufras malestar estomacal o reflujo mientras te ejercitas.

9. EL DESCANSO

El ejercicio provoca desgarros microscópicos en nuestras fibras musculares, y a medida que descansamos, esas fibras se reparan y se adaptan para volverse más grandes y más fuertes. Este proceso de adaptación, llamado supercompensación, es el que nos permite correr más rápido, saltar más alto o levantar más peso.

Si llevas tiempo haciendo ejercicio seguramente alguna vez escuchaste que el dolor al día siguiente se debía a cristales de ácido láctico originados tras la ruptura de miofibrillas musculares. Pues vengo a contarte que esto es un completo y absoluto mito. Desde los años ochenta varios estudios determinaron que el ácido láctico circulante en la sangre, que sí es liberado durante el ejercicio, desaparece tras horas de haberlo terminado y realmente el dolor después del ejercicio denominado "dolor muscular de aparición tardía" (DOMS, por sus siglas en inglés) es causado por las rupturas de estas miofibrillas que llevan a inflamación y a liberación de prostaglandinas, que son parte del proceso fisiológico que causará dolor, pero nada que ver con el ácido láctico.

Ahora, durante la fase de fatiga, a medida que el cuerpo se recupera es cuando nos adaptamos al entrenamiento. Sin un descanso adecuado, los músculos no tienen tiempo para adaptarse, lo que detiene el progreso e impide la mejora. Pero no toda fatiga es igual, ni toda recuperación lo es.

Para el ejercicio aeróbico, las adaptaciones son relativamente rápidas, por ejemplo, después de un trote ligero, tu cuerpo probablemente estará listo para volver a correr a la mañana siguiente. Pero para un entrenamiento de potencia más fuerte o explosivo, el proceso de recuperación es más largo y puede requerir uno o dos días. Por esto es que no recomendamos hacer días consecutivos de entrenamiento de fuerza del mismo grupo muscular. Tampoco es necesario esperar hasta estar 100% recuperado para volver a hacer ejercicio. Incluso se recomienda que si estás muy adolorido hagas un poco de ejercicio y, más que nada, estiramientos para poder ayudar con este dolor y recuperación. Si haces ejercicio máximo tres veces por semana, probablemente no necesitas más días de descanso, más bien yo agregaría dos días de entrenamiento de fuerza.

Algo importante es que tus días de descanso no deben ser completamente sedentarios, se ha demostrado que la recuperación activa, que incluye ejercicios cardiovasculares de bajo impacto, como un trote ligero, una caminata larga o un juego como el pádel, es muy eficaz para promover la recuperación. Lo ideal sería tres días de entrenamiento seguido de un día libre con recuperación activa, como salir a caminar o ejercicio cardiovascular ligero.

Si eres como yo que amas el ejercicio y ya es una adicción, puede ser difícil tomar un descanso. Lo que yo hago es ir a alguna clase de yoga en esos días de recuperación para mejorar mi estiramiento. Obligarte a tomar un día de descanso es fundamental para mantener un hábito de ejercicio a largo plazo. Si no te tomas ese día, en algún momento tu cuerpo te obligará y no te va a gustar.

Dentro de este tema, el sueño también juega un papel demasiado importante, en el cual profundizaremos en su respectivo capítulo.

Y ahora que están tan de moda, ¿qué onda con los baños de hielo?

Sumergirse en una tina helada después de un entrenamiento se ha vendido como protección ante las lesiones, que además ayuda a reducir la inflamación, pero aquí hay que recordar que no toda inflamación es mala o grave; de hecho, en este caso es necesaria para la reparación del músculo y la hipertrofia.

Cuando haces ejercicio, creas una inflamación útil al estresar estratégicamente tus músculos, que, a medida que el cuerpo sana, desarrollan fuerza. Si te sumerges en una tina con hielo después de cada entrenamiento alentas o detienes el proceso de reparación. Ahora, si tienes una lesión, sí, el hielo es excelente durante las primeras 24-48 horas de haber ocurrido, pero lo ideal es que sea aplicado en la lesión directamente. De hecho, para la recuperación general después de un entrenamiento, las investigaciones sugieren que los saunas pueden ser más seguros y efectivos. Así que la recomendación es evitar el baño de hielo si acabas de hacer un ejercicio extenuante, mejor ve por algo más cálido.

Si quieres hacer el baño de hielo como meditación, creo que tiene grandes beneficios mentales. Sin embargo, la Asociación Americana del Corazón ha advertido que para personas con factores de riesgo, como hipertensión o enfermedad cardiovascular, sumergirse en temperaturas heladas aumenta el riesgo de padecer un infarto porque el corazón empieza a latir más rápido y fuerte para bombear sangre e intentar mantener la temperatura corporal que necesitamos para funcionar. Aún no hay evidencia científica contundente de sus beneficios, así que si lo quieres intentar, que sea con cuidado, pregunta a tu médica y hazlo en algún lugar donde tengan supervisión médica e idealmente un desfibrilador a la mano por si llegaras a sufrir un infarto o fibrilación auricular.

Ya sé, si las personas supieran esto creo que no todas se meterían a las tinas de hielo. ¡Todo con precaución!

10. 7 MINUTE WORKOUT

Llegamos al final de este capítulo. La ciencia del ejercicio es algo increíble y fascinante, pero después de tanto rollo, si estás empezando a hacer ejercicio y solo quieres algo rápido y efectivo te tengo la solución. Un artículo publicado en 2013 en *Health & Fitness Journal* del American College of Sports Medicine propone precisamente eso con una rutina de siete minutos. Consiste en 12 ejercicios donde se utiliza solo el peso corporal, una silla y una pared, y cumple con los requisitos para un esfuerzo de alta intensidad, todo basado en ciencia. Existe muy buena evidencia de que el entrenamiento en intervalos de alta intensidad proporciona muchos de los beneficios físicos del entrenamiento de resistencia prolongado, pero en mucho menos tiempo, como lo platicamos unas páginas antes. En este artículo se encontró que incluso unos pocos minutos de entrenamiento a una intensidad cercana a nuestra capacidad máxima produce cambios moleculares dentro de los músculos comparables a los de varias horas de correr o andar en bicicleta.

Así que el programa se trata de un entrenamiento por intervalos, en el que una actividad extremadamente intensa de 30 segundos debe ir intercalada con breves periodos de recuperación de 10 segundos. Los ejercicios deben realizarse en rápida sucesión echándole todas las ganas: la intensidad debe estar en un ocho en una escala de incomodidad del uno al 10. Esos siete minutos deberían ser intensos y costar trabajo, o sea que debes ser honesto contigo mismo y echarle todas las ganas. Lo bueno es que, después de siete minutos, habrás terminado.

Si vas empezando, tres o cuatro días a la semana es suficiente para que el cuerpo se adapte. Para niveles más avanzados puedes hacerlo cinco o seis días a la semana, y si ya haces otro tipo de entrenamiento, como ejercicios de fuerza o cardio de mayor duración, puedes agregar el *7 Minute Workout* de dos a tres días a la semana como complemento. Es una gran opción de entrenamiento para empezar a hacer ejercicio si un día tienes poco tiempo o estás en una habitación de hotel. ¡Ya no hay excusas!, porque además te voy a dejar la serie de ejercicios. Debes realizar cada uno durante 30 segundos con 10 segundos de descanso entre cada ejercicio:

CAPÍTULO 3. **SALUD FÍSICA**

Ejercicio

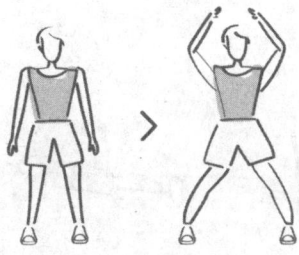
Saltos jumping jacks

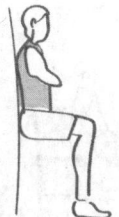
Sentado en pared

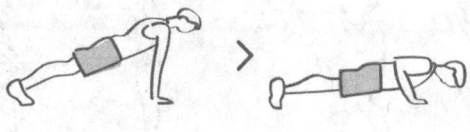
Lagartijas

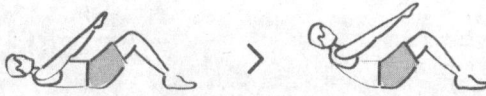
Crunch abdominal

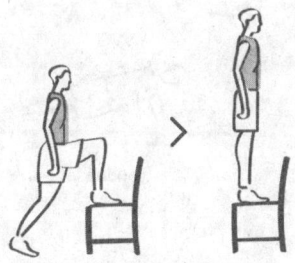
Subir a silla

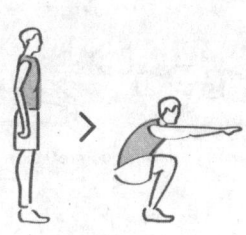
Sentadilla

VIVIR MÁS EMPIEZA **HOY**

Ejercicio

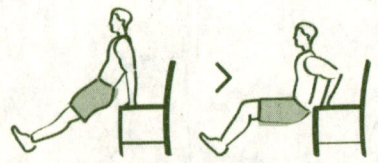

Dip de tríceps

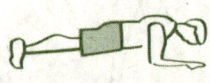

Plancha

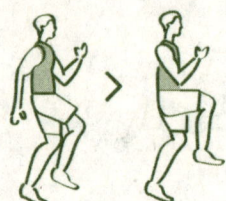

High knees

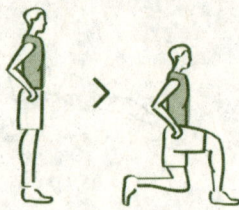

Desplantes

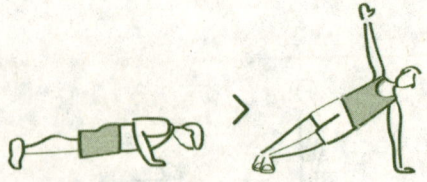

Lagartijas con rotación

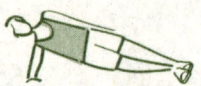

Plancha lateral

Recuerda que tienes un solo cuerpo para toda la vida, cuídalo.

○ TAKEAWAYS

1. Busca la manera de tener al menos 150 minutos de ejercicio aeróbico en tu semana y dos sesiones de fuerza (15-20 minutos).
2. Busca un gimnasio cerca de tu casa (esto es lo que te dará mayor adherencia al ejercicio) o ¡haz ejercicio en casa!
3. ¿Poco tiempo? ¡Haz el *7 Minute Workout*!
4. Si buscas hipertrofia o hacerte más fuerte busca primero hacer la parte de resistencia o fuerza en tu rutina y después el ejercicio cardiovascular.
5. Si dejaste de hacer ejercicio, ¡vuelve tan pronto como puedas! La memoria muscular te ayudará.

Referencias

American College of Sports Medicine (2009). Progression models in resistance training for healthy adults. *Medicine & Science in Sports & Exercise*, 41(3), 687–708 https://doi.org/10.1249/MSS.0b013e3181915670

Blocquiaux, S., Gorski, T., Van Roie, E., Ramaekers, M., Van Thienen, R., Nielens, H., Delecluse, C., De Bock, K., & Thomis, M. (2020). "The effect of resistance training, detraining and retraining on muscle strength and power, myofibre size, satellite cells and myonuclei in older men". *Experimental Gerontology*, 133, 110860 https://doi.org/10.1016/j.exger.2020.110860

Bruggisser, F., Knaier, R., Roth, R., Wang, W., Qian, J., & Scheer, F. A. J. L. (2023). "Best time of day for strength and endurance training to improve health and performance? A systematic review with meta-analysis". *Sports Medicine - Open*, 9(1), 34 https://doi.org/10.1186/s40798-023-00577-5

Bull, F. C., Al-Ansari, S. S., Biddle, S., Borodulin, K., Buman, M. P., Cardon, G., Carty, C., Chaput, J. P., Chastin, S., Chou, R., Dempsey, P. C., DiPietro, L., Ekelund, U., Firth, J., Friedenreich, C. M., Garcia, L., Gichu, M., Jago, R., Katzmarzyk, P. T., Lambert, E., Leitzmann, M., Milton, K., Ortega, F. B., Ranasinghe, C., Stamatakis, E., Tiedemann, A., Troiano, R. P., van der Ploeg, H. P., Wari, V., & Willumsen, J. F. (2020).

World Health Organization 2020 guidelines on physical activity and sedentary behaviour. *British Journal of Sports Medicine*, 54(24), 1451-1462 https://doi.org/10.1136/bjsports-2020-102955

Centers for Disease Control and Prevention (CDC). (2018). Preventing chronic disease. *Preventing Chronic Disease*, 15, Article 170354 https://www.cdc.gov/pcd/issues/2018/17_0354.htm

Choi, K. W., Chen, C., Stein, M. B., et al. (2019). Assessment of bidirectional relationships between physical activity and depression among adults: A 2-sample Mendelian randomization study. *JAMA Psychiatry*, 76(4), 399–408 https://doi.org/10.1001/jamapsychiatry.2018.4175

Choi, K. W., Zheutlin, A. B., Karlson, R. A., *et al.* (2020). Physical activity offsets genetic risk for incident depression assessed via electronic health records in a biobank cohort study. *Depression and Anxiety*, 37, 106–114 https://doi.org/10.1002/da.22967

Coleman, C. J., McDonough, D. J., Pope, Z. C., Lee, J. J., & Gao, Z. (2022). Dose–response association of aerobic and muscle-strengthening physical activity with mortality: A national cohort study of 416,420 U.S. adults. *British Journal of Sports Medicine*, 56(21), 1218-1223 https://doi.org/10.1136/bjsports-2022-104154

Coleman, C. J., McDonough, D. J., Pope, Z. C., & others. (2022). Dose–response association of aerobic and muscle-strengthening physical activity with mortality: A national cohort study of 416,420 US adults. *British Journal of Sports Medicine*, 56(21), 1218-1223 https://doi.org/10.1136/bjsports-2021-105317

Deslandes, A., Moraes, H., Ferreira, C., Veiga, H., Silveira, H., Mouta, R., Pompeu, F. A., Coutinho, E. S., & Laks, J. (2009). Exercise and mental health: Many reasons to move. *Neuropsychobiology*, 59(4), 191-198 https://doi.org/10.1159/000223730

Dolezal, B. A., Neufeld, E. V., Boland, D. M., Martin, J. L., & Cooper, C. B. (2017). Interrelationship between sleep and exercise: A systematic review. *Advances in Preventive Medicine*, 2017, 1364387 https://doi.org/10.1155/2017/1364387.

Edinburgh, R. M., Bradley, H. E., Abdullah, N.-F., Robinson, S. L., Chrzanowski-Smith, O. J., Walhin, J.-P., Joanisse, S., Manolopoulos, K. N., Philp, A., Hengist, A., Chabowski, A., Brodsky, F. M., Koumanov, F., Betts, J. A., Thompson, D., Wallis, G. A., Gonzalez, J. T., & Lipid Metabolism Links Nutrient-Exercise Timing to Insulin Sensitivity in Men Classified as Overweight or Obese. (2020*). The Journal of Clinical Endocrinology & Metabolism*, 105(3), 660-676 https://doi.org/10.1210/clinem/dgz104

Girardi, M., Casolo, A., Nuccio, S., Gattoni, C., & Capelli, C. (2020). Detraining effects prevention: A new rising challenge for athletes. *Frontiers in Physiology*, 11, 588784 https://doi.org/10.3389/fphys.2020.588784

Katzmarzyk, P. T., Friedenreich, C., Shiroma, E. J., & Lee, I. M. (2022). Physical inactivity and non-communicable disease burden in low-income, middle-income and high-income countries. *British Journal of Sports Medicine*, 56(2), 101–106 https://doi.org/10.1136/bjsports-2020-103640

Klika, B. C., & Jordan, C. (2013). High-intensity circuit training using body weight: Maximum results with minimal investment. *ACSM's Health & Fitness Journal*, 17(3), 8–13 https://doi.org/10.1249/FIT.0b013e31828cb1e8

Kovacevic, A., Fenesi, B., Paolucci, E., & Heisz, J. J. (2020). The effects of aerobic exercise intensity on memory in older adults. *Applied Physiology, Nutrition, and Metabolism*, 45(6), 591–600 https://doi.org/10.1139/apnm-2019-0495

Lavin, K. M., Perkins, R. K., Jemiolo, B., Raue, U., Trappe, S. W., & Trappe, T. A. (2020). Effects of aging and lifelong aerobic exercise on basal and exercise-induced inflammation. *Journal of Applied Physiology*, 128(1), 87–99 https://doi.org/10.1139/apnm-2019-0495

Marques, A., Marconcin, P., Werneck, A. O., Ferrari, G., Gouveia, É. R., Kliegel, M., Peralta, M., & Ihle, A. (2021). Bidirectional association between physical activity and dopamine across adulthood-A systematic review. *Brain Sciences*, 11(7), 829 https://doi.org/10.3390/brainsci11070829

McTiernan, A., Friedenreich, C. M., Katzmarzyk, P. T., Powell, K. E., Macko, R., Buchner, D., Pescatello, L. S., Bloodgood, B., Tennant, B., Vaux-Bjerke, A., George, S. M., Troiano, R. P., & Piercy, K. L. (2019). Physical activity in cancer prevention and survival: A systematic review.

Medicine & Science in Sports & Exercise, 51(6), 1252–1261 https://doi.org/10.1249/MSS.0000000000001937

Momma, H., Kawakami, R., Honda, T., & others. (2022). Muscle-strengthening activities are associated with lower risk and mortality in major non-communicable diseases: A systematic review and meta-analysis of cohort studies. *British Journal of Sports Medicine*, 56(13), 755–763 https://doi.org/10.1136/bjsports-2021-105320

Moberg, M., Apró, W., Cervenka, I., Karlsen, T., Hevrøy, O., & Blomstrand, E. (2021). High-intensity leg cycling alters the molecular response to resistance exercise in the arm muscles. *Scientific Reports*, 11, 6453 https://doi.org/10.1038/s41598-021-85733-1

Ormsbee, M. J., Bach, C. W., & Baur, D. A. (2014). Pre-Exercise Nutrition: The Role of Macronutrients, Modified Starches and Supplements on Metabolism and Endurance Performance. *Nutrients*, 6(5), 1782-1808 https://doi.org/10.3390/nu6051782

Paluch, A. E., Boyer, W. R., Franklin, B. A., Laddu, D., Lobelo, F., Lee, D., McDermott, M. M., Swift, D. L., Webel, A. R., & Lane, A. (2023). Resistance exercise training in individuals with and without cardiovascular disease: 2023 update: *A scientific statement from the American Heart Association*. Circulation, 149(3) https://doi.org/10.1161/CIR.0000000000001189

Paluch, A. E., Gabriel, K. P., Fulton, J. E., Goldbaum, E., Caspersen, C. J., Ashton, L. M., & LaMonte, M. J. (2021). Steps per day and all-cause mortality in middle-aged adults in the Coronary Artery Risk Development in Young Adults Study. *JAMA Network Open*, 4(9), e2124516 https://doi.org/10.1001/jamanetworkopen.2021.24516

Sabag, A., Ahmadi, M. N., Francois, M. E., Postnova, S., Cistulli, P. A., Fontana, L., & Stamatakis, E. (2024). Timing of moderate to vigorous physical activity, mortality, cardiovascular disease, and microvascular disease in adults with obesity. *Diabetes Care*, 47(5), 890–897 https://doi.org/10.2337/dc23-2448

Schoenfeld, B. J., Grgic, J., Ogborn, D., & Krieger, J. W. (2017). Strength and hypertrophy adaptations between low- vs. high-load resistance training: A systematic review and meta-analysis. *Journal of Strength and Conditioning Research*, 31(12), 3508–3523 https://doi.org/10.1519/JSC.0000000000002200

Sonkodi, B. (2022). Should we void lactate in the pathophysiology of delayed onset muscle soreness? Not so fast! Let's see a neurocentric view! *Metabolites*, 12(9), 857 https://doi.org/10.3390/metabo12090857

Teece, A. R., Beaven, C. M., Argus, C. K., Gill, N., & Driller, M. W. (2023). Daytime naps improve afternoon power and perceptual measures in elite rugby union athletes-a randomized cross-over trial. *Sleep*, 46(12), zsad133 https://doi.org/10.1093/sleep/zsad133

T Moholdt, B Moe, T I L Nilsen, P627. Patterns of physical activity over 22 years and mortality: the HUNT Study,

VIVIR MÁS EMPIEZA **HOY**

Norway, *European Heart Journal*, Volume 40, Issue Supplement_1, October 2019, ehz747.0235 https://doi.org/10.1093/eurheartj/ehz747.0235

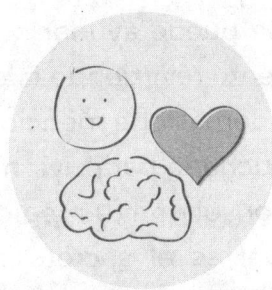

Capítulo 4
Salud mental y emocional

1. SALUD MENTAL Y LONGEVIDAD

Inicié este libro buscando el secreto de la inmortalidad (¿a quién no le gustaría?). Para algunos lectores, esa búsqueda incluye cosas como dormir en una cámara hiperbárica, usar bótox, ozono, suplementos y muchas cosas más. Y aunque ya hablaremos de los suplementos en el capítulo de hábitos nocivos (no porque los suplementos sean nocivos, sino porque ahí decidí que tendrían más sentido para "contrarrestar" su efecto dañino), lamento decirte que estas acciones no se han mostrado eficaces para ampliar nuestros años de vida. No te quiero decir que no los uses o que esté mal (de hecho me declaro fan total del bótox), pero aunque puede ayudar con líneas de expresión, no está realmente revirtiendo la edad. Tanto para el bótox como para lo demás que mencione o cualquier otra cosa que hayas escuchado para vivir más o no envejecer, recuerda siempre consultar a tu médica.

Entonces, ¿cuál es el secreto de la longevidad? ==¿Puedes creer que las poblaciones más longevas no consumen suplementos?== Lo que es seguro es que, al practicar hábitos sencillos, muchas personas pueden vivir más sanas durante más tiempo, llegando a los 80, 90 e incluso 100 años en buena forma tanto física como mental, y para eso sí es este libro. No existe una pastilla mágica, como ya te habrás dado cuenta, sino muchos hábitos que en conjunto son los que nos ayudan a mantener y preservar la salud.

Ya quedó claro, estudio tras estudio, que el ejercicio reduce el riesgo de muerte prematura, que la actividad física mantiene sanos el corazón y el sistema circulatorio y proporciona protección contra muchas enfermedades crónicas que afectan al cuerpo y la mente. También que fortalece los músculos, lo que puede reducir el riesgo de caídas de las personas mayores; que el mejor ejercicio es cualquier actividad que disfrutes y realices continuamente, y que tampoco es necesario hacer mucho (espero que ya te hayas grabado en la cabeza esos 150 minutos de ejercicio de intensidad moderada por semana y tus dos sesiones de fuerza).

También platicamos acerca de las miles de dietas, concluyendo que no recomendaría una dieta específica

CAPÍTULO 4. **SALUD MENTAL Y EMOCIONAL**

sobre otra (o quizá solo la mediterránea), sino en general comer con moderación y apuntar a integrar más frutas, verduras y menos alimentos procesados como lo ideal. Recapitulando sobre este tema un poco más, la dieta mediterránea prioriza los productos frescos además de los cereales integrales, las legumbres, las nueces, el pescado y el aceite de oliva, siendo un buen modelo para una alimentación saludable que ha demostrado que reduce el riesgo de enfermedades cardiacas, cánceres, diabetes y demencia. También hablamos de cómo mantener un peso saludable y estable es importante para la longevidad. Más adelante platicaremos del sueño, pero ahora toca meternos un poco en lo que pasa en nuestra salud mental, con nuestras emociones y cómo estas pueden afectar la longevidad.

Todos hemos escuchado de personas que después de un evento estresante o muchos eventos estresantes les diagnostican cáncer, tanto que pareciera existir un vínculo entre nuestras emociones y las enfermedades, pero ¿lo hay?

Hasta el momento no hay evidencia contundente de que así sea, pero tampoco la hay para descartarlo, pues los estudios serían difíciles de realizar (seguir a una persona a lo largo de toda su vida, categorizar sus eventos estresantes o catastróficos en el tiempo, diagnósticos y más). Pero que no exista evidencia científica tampoco lo descarta. Como médica, en mi opinión sí existe una relación entre el estrés, las emociones y el cáncer, aunque pueda ser compleja y todavía se deba investigar a profundidad.

Y ojo, es importante recalcar que el estrés o las emociones negativas por sí solas no causan directamente cáncer, sino, como platicábamos en el primer capítulo, el cáncer es el resultado de muchas mutaciones acumuladas. El mismo estrés crónico que lleva a una inflamación crónica podría influir indirectamente en el desarrollo y progresión de la enfermedad. ¿Cómo? ==El estrés prolongado puede debilitar el sistema inmunológico.== Se han implicado varios mecanismos en la vinculación de la angustia psicológica con el cáncer, y en primer lugar parecería que la angustia emocional podría disminuir la función de las células de nuestro sistema inmune —el llamado *natural killer*— que por lo regular cuidan contra las células tumorales. Básicamente esto significa una reducción en la capacidad del cuerpo para detectar y destruir células anormales, incluyendo las que pueden volverse cancerosas. Además, puede aumentar los niveles de inflamación en el cuerpo, lo que se ha relacionado con nuevas mutaciones y el desarrollo de ciertos tipos de cáncer. Al mismo tiempo, el estrés provoca la liberación de hormonas como el cortisol y la adrenalina, que en niveles elevados y durante largos periodos pueden alterar varios procesos corporales, incluyendo la reparación celular y la regulación de su crecimiento. ==Esto puede contribuir a un ambiente en el que las células cancerosas pueden crecer y proliferar más fácilmente.==

Algo muy importante a notar es que cuando experimentamos altos niveles de estrés o emociones negativas (como ansiedad, depresión o desesperanza) solemos

CAPÍTULO 4. **SALUD MENTAL Y EMOCIONAL**

adoptar hábitos poco saludables que a su vez aumentan el riesgo de cáncer. Estos incluyen fumar, beber alcohol en exceso, comer en exceso o llevar una vida sedentaria. Estos factores son conocidos por estar relacionados con el riesgo de varios tipos de cáncer.

Aunque lo comentaba anteriormente, el estrés y las emociones negativas no son una causa directa del cáncer, su influencia en el sistema inmunológico, los hábitos de vida y la respuesta del cuerpo al tratamiento hace que sea crucial manejarlos adecuadamente y para eso es este capítulo, porque la salud emocional es una parte fundamental de nuestra salud general, que durante muchos años fue pasada por alto. Cuidarla como un órgano más podría ayudarnos a prevenir el cáncer, otras condiciones y, en general, a mantener nuestra longevidad y calidad de vida.

2. DEPRESIÓN Y ANSIEDAD

Algunos estudios han demostrado que personas con trastornos mentales graves mueren entre 15 y 30 años antes que las que no los padecen. Podríamos suponer que estas personas mueren por "causas no naturales", como suicidio, sobredosis y accidentes, pero la realidad es que mueren por las mismas cosas que todos los demás, como son cáncer, enfermedad cardiovascular, enfermedad cerebrovascular, diabetes y problemas respiratorios. El tema es que es mucho más probable que mueran por estas causas que personas sin problemas de salud mental. Parece ser que esto pasa porque ante una mala salud mental, tienen más probabilidades de luchar contra la falta de vivienda, la pobreza y el aislamiento social, y suelen tener tasas más altas de obesidad, inactividad física y consumo de tabaco. Casi la mitad no recibe tratamiento y, para quienes lo reciben, suele haber un gran retraso, ya que para cuando llegan a un hospital, los mismos problemas mentales pueden distraer a los médicos de un diagnóstico de otra enfermedad, como el cáncer, por ejemplo.

Existe un concepto llamado *ensombrecimiento diagnóstico* en el que los síntomas físicos de los pacientes se atribuyen a su enfermedad mental. Desafortunadamente, cuando los médicos saben que un paciente tiene depresión, por ejemplo, es menos probable que piensen que su dolor de cabeza o abdominal se trate de una enfermedad grave.

En un artículo en *The New England Journal of Medicine* el doctor Brendan Reilly, médico de Dartmouth, describió la historia de su hermano fallecido a causa de esto. A lo largo de los meses acudió con muchísimos médicos, hospitales y centros de rehabilitación que pasaron por alto un daño en la médula espinal que lo dejó tetrapléjico; en su lugar atribuían su incapacidad para moverse a su trastorno mental o a los medicamentos que tomaba. Por desgracia, parece que un diagnóstico mental nubla las posibilidades de una condición fisiopatológica desde el criterio de los médicos, y ni hablemos de lo mucho que pasa esto en las mujeres, donde también es muy común que se atribuyan malestares a ansiedad

CAPÍTULO 4. **SALUD MENTAL Y EMOCIONAL**

o a la menstruación antes de tomarse como un tema de preocupación médica.

En un estudio publicado en el *British Medical Journal* en Inglaterra y Escocia, con un seguimiento de más de 160 000 personas, tras controlar por edad, tabaquismo, actividad física y otros factores, los investigadores encontraron que aquellas personas con puntuaciones más altas de depresión y ansiedad a la vez tenían tasas más altas de muerte por cáncer, mientras que quienes obtuvieron puntuaciones más bajas tenían menores muertes por la misma enfermedad. Las asociaciones fueron particularmente fuertes para los cánceres de colon y recto, próstata, páncreas, esófago y leucemia. En los casos de cáncer colorrectal y de próstata, encontraron un efecto de "dosis-respuesta": cuanto mayor era la angustia o ansiedad, mayor era la probabilidad de muerte por esos cánceres, y aunque una asociación no determina causalidad, sin duda estos resultados llaman la atención y sugieren una relación.

También hay cánceres relacionados con hormonas en los que los síntomas de depresión podrían conducir a una desregulación de algo llamado el eje hipotálamo pituitario suprarrenal (HPA), que normalmente equilibra muchas de nuestras hormonas. Esto lleva a un aumento en las concentraciones de cortisol que afecta las respuestas inmunológicas e inflamatorias, e inhibe la reparación del ADN, lo que impacta desfavorablemente en múltiples procesos de defensa contra el cáncer.

Por si toda esta información no fuera suficiente, un estudio publicado en el *Journal of the American Me-*

dical Association (JAMA) en el año 2000 encontró que pacientes con trastornos mentales tenían muchas menos probabilidades de someterse a un cateterismo cardiaco (una cirugía para retirar o tratar un trombo del corazón) cuando mostraban síntomas de un infarto. También tenían menos probabilidades de recibir atención estándar para la diabetes, como análisis de sangre, exámenes de la vista o de ser estudiados y tratados para cáncer. Estas discrepancias definitivamente no deberían de existir y se necesitan esfuerzos urgentes a nivel de salud pública para contrarrestarlos, pero para mí era importante plasmar este problema para ver la salud mental mucho más allá que únicamente la mente, sino también ver cómo afecta al cuerpo e incluso la atención médica que recibimos.

Me disculpo de antemano si eres una persona ansiosa o preocupona porque probablemente ya te preocupé más. Y te entiendo porque es horrible estar ansioso, y además ahora resulta que la ansiedad te hace más mal de lo que te imaginabas, entonces ¿cómo hacemos para romper este círculo vicioso?

Terapia

Debemos recordar que somos nosotros quienes controlamos a nuestra mente, y no al revés, y aquí es donde entran en juego todas las herramientas de meditación y *mindfulness*; mientras más practiques el control de tu mente y de tus pensamientos, mejor lo irás haciendo cada vez.

CAPÍTULO 4. **SALUD MENTAL Y EMOCIONAL**

3. MENTALIDAD POSITIVA Y *MINDFULNESS*

Varios estudios recientes han relacionado un mayor optimismo con un menor riesgo de desarrollar enfermedades cardiovasculares y enfermedades crónico-degenerativas, haciéndolo un nuevo campo de estudio para la longevidad. En una revisión sistemática publicada en 2019 en *JAMA* con casi 230 000 participantes se presentó evidencia biológica que sugiere que el optimismo puede tener un impacto directo en la salud, lo que debería motivar tanto a la profesión médica como a las personas a fomentarlo más como un beneficio potencial para la salud. Y aunque, como mencionamos antes, no es una relación directa de causa y efecto, sabemos que el poder de la mente es muy importante.

En cada estudio que se realiza para nuevas terapias o medicamentos siempre existe un grupo placebo, al cual se le da una intervención falsa. Digamos que se trata de un nuevo medicamento, a un grupo le dan la pastilla con el medicamento y a otro grupo de participantes les dan una pastilla placebo, es decir, una pastilla prácticamente vacía. Los participantes por lo general no saben a qué grupo pertenecen y en la mayoría de los estudios se encuentran mejoras en ambos grupos. Esto se debe a que los participantes realmente creen que están recibiendo el medicamento, y este efecto es responsable de 20 a 40% de los resultados terapéuticos. Así que el tener una mentalidad positiva ante, por ejemplo, una enfermedad, creer que en verdad vas a mejorar te puede ayudar con tu mejoría en gran medida.

En el estudio que mencioné descubrieron que las personas con un alto nivel de optimismo tenían muchas menos probabilidades de sufrir un infarto u otro evento cardiovascular y tenían una tasa de mortalidad más baja por cualquier causa que los participantes pesimistas en los estudios. De hecho, las personas que obtienen puntuaciones altas en las pruebas de optimismo viven entre 5 y 15% más que las pesimistas. Esto puede tener que ver con el efecto placebo, así como con que los optimistas tienden a cuidar mejor su salud. Es más probable que hagan ejercicio y coman mejor; es menos probable que fumen o que se enganchen en actividades nocivas o peligrosas, pero incluso teniendo en cuenta esos factores, las investigaciones muestran que las personas que piensan positivamente siguen viviendo más tiempo.

Por otro lado, las personas con pensamientos pesimistas pueden tener mayores niveles de hormonas de estrés circulantes como el cortisol y la norepinefrina, lo que provoca un aumento en la inflamación del cuerpo que puede llevar a fomentar anomalías metabólicas como la diabetes. El pesimismo también va de la mano con la depresión, que, como platicamos anteriormente, la Asociación Americana del Corazón considera un factor de riesgo de enfermedad cardiovascular. Otro punto a considerar es que el optimismo promueve la resolución de problemas. Cuando nos sentimos bien es más probable que busquemos resolver en la adversidad, que si somos

CAPÍTULO 4. **SALUD MENTAL Y EMOCIONAL**

pesimistas y solo nos quedamos con la mala noticia y no buscamos ver por otro lado. Esta actitud positiva ayuda a las personas a afrontar los desafíos y obstáculos de forma más eficaz, pues tienden a buscar estrategias que hagan realidad lo que quieren o buscan, mientras que una persona pesimista podría no estar abierta a la posibilidad de resultados favorables, y la respuesta de lucha o huida (estrés y adrenalina) que experimentan amplifica los sistemas corporales que durante un largo periodo desgastan el cuerpo. Es aquí donde siempre que tengamos pensamientos pesimistas deberíamos preguntarnos: ¿y si todo sale bien?

En otro artículo publicado en 2018 en *Circulation Research* por Boehm y colaboradores, estudiaron la asociación del optimismo con tres conductas de salud (actividad física, dieta y tabaquismo) y descubrieron que, en efecto, las personas más optimistas tenían más probabilidades de adoptar conductas más saludables. En otro artículo de 2019, Lewina O. Lee y colaboradores estudiaron durante varias décadas datos de mujeres en el Estudio de Salud de las Enfermeras y de hombres en el Estudio Normativo de Envejecimiento de Asuntos de los Veteranos y descubrieron que, en promedio, aquellos con niveles más altos de optimismo, medidos por una herramienta de evaluación llamada Prueba de Orientación de Vida, vivían más. Entre los participantes más optimistas del estudio, las mujeres tenían 50% más posibilidades y los hombres 70% más posibilidades de sobrevivir hasta los 85 años. Por si fuera poco, en otro estudio con 49 pacientes con diabetes tipo 2 encontraron que los sentimientos positivos estaban asociados con un mejor control de azúcar en la sangre, un aumento de actividad física, una alimentación saludable, un menor uso de tabaco y un menor riesgo de morir.

¿Eres de las personas que ven el vaso medio lleno o medio vacío?

Aunque la evidencia indica que la perspectiva de vida de una persona tiende a permanecer estable con el tiempo, dados los posibles beneficios del optimismo para la salud que hemos visto, te quiero decir que sí podemos cambiar la forma en la que pensamos. Aquí es donde también entra la terapia. Por ejemplo, la cognitivo-conductual puede ayudar a las personas a desarrollar mejores habilidades de afrontamiento y contrarrestar los pensamientos negativos. Primero, es importante que aprendamos a reconocer nuestra forma de pensar y de diálogo interno. Una vez que haces esto el segundo paso es sustituirlo por un pensamiento mejor que sea creíble.

El cerebro y las neuronas son como un músculo (platicaremos más a fondo de esto en el capítulo de salud cognitiva) que debemos ir entrenando. Mientras más intentemos pensar de manera positiva, más fácil y común se nos hará. La cosa es que si tenemos pensamientos negativos hay que trabajar en romper ese patrón o *loop* de pensamiento y sustituirlo poco a poco con pensamientos más positivos. Hay que reconocer los patrones y cambiarlos a través de prácticas como la gratitud. No me refiero a la "positividad tóxica" donde queremos convertir todo en algo positivo, pues eso es negación, sino que sea algo creíble. Puedes empezar por reconocer y cambiar tu manera de pensar poco a poco o intentar practicar pensamientos más positivos como la gratitud.

A lo mejor has escuchado que el pez dorado es el animal más feliz del mundo, ¿sabes por qué? Porque tiene una memoria de 10 segundos. Aunque esto es un mito, tiene un gran punto: es increíblemente importante y valioso saber dejar atrás los malos momentos, el pasado, y vivir el presente. Los humanos podríamos ser los seres sintientes más infelices del mundo porque constantemente estamos pensando en el pasado o en el futuro, cosas que ya deberíamos haber dejado ir. En estos casos nos beneficiaríamos de una memoria corta. No estoy sugiriendo que ignoremos, neguemos o intentemos borrar los recuerdos o momentos tristes, pero sí creo que es demasiado importante aprender a "dejar ir", por más trillado que suene. Nosotros solos nos enganchamos en esos pensamientos si nos pasa algo malo en el día. Por ejemplo, si pierdes un vuelo puedes pasar todo el día quejándote por el inconveniente y lo mal que te va en la vida, o aceptarlo y decir: "Bueno, perdí el vuelo, qué sigue", y dar vuelta a la página. Mientras más rápido y más vayas descartando problemas menores dominarás esta habilidad de "dejar ir". Por supuesto, esto es respecto a problemas triviales del día a día. Yo sé que los eventos catastróficos son mucho más difíciles de dejar pasar. Terminar una relación, enfrentar una enfermedad grave o que te despidan de un trabajo requerirá de más tiempo y probablemente de herramientas como terapia para procesarlos, pero esa mentalidad de voltear la página te ayudará hasta en esos casos, aunque el proceso pueda ser más lento. ==Y recuerda que el progreso no es lineal.==

La parte positiva de que los humanos tengamos buena memoria es que nos ayuda también a aprender de las experiencias malas y a recordar las experiencias bonitas. Si tuviéramos esa memoria del pez dorado olvidaríamos tanto lo malo como lo bueno y no queremos eso, así que intenta reforzar esas memorias que te dan felicidad. ==Quita el poder a lo doloroso, saborea y recuerda constantemente lo bueno.==

Para evaluar tu nivel de optimismo, piensa qué tan de acuerdo estás con cada una de estas afirmaciones:

a. En tiempos de incertidumbre, suelo esperar lo mejor.
b. Siempre soy optimista sobre mi futuro.
c. Sobre todo, espero que me pasen más cosas buenas que malas.

También puedes revisar tu grado de pesimismo en función de cómo te identificas con estas afirmaciones:

a. Casi nunca espero que las cosas salgan como quiero.
b. Rara vez cuento con que me pasen cosas buenas.
c. Si algo me puede salir mal, saldrá mal.

CAPÍTULO 4. **SALUD MENTAL Y EMOCIONAL**

Pero también toca ser realistas: hay veces en que nuestras emociones nos ganan y a todos nos pasa; ¿qué podemos hacer en esos casos? Un dato curioso que me encantó es que los berrinches en los niños suelen durar entre dos y 15 minutos; ellos terminan su berrinche o pasa su tristeza donde parecía que se acababa el mundo y cinco minutos después andan felices por la vida, ¿por qué no intentamos ser más como ellos? Algunas tácticas que he aprendido en terapia para cuando tenemos impulsos o emociones muy fuertes, además de *mindfulness*, son las siguientes; lo ideal es respirar, pero, honestamente, cuando quieres gritar o llorar fuerte y estás vuelto loco lo último que puedes hacer es sentarte y poner atención a tu respiración. Si tienes mucha práctica lo lograrás, pero la verdad es que pocas personas pueden jactarse de esto, así que te voy a dejar otros *hacks* que te pueden ayudar.

1. Regaderazo frío

- **Un baño frío puede ayudarte a "resetear" tu sistema nervioso.** La exposición al agua fría activa el sistema nervioso parasimpático, lo cual reduce la ansiedad y la impulsividad. Al enfocarte en el frío, tu mente se desvía del impulso inicial y encuentras un momento para tomar decisiones con mayor claridad. Si se te complica el regaderazo de agua fría, con que tengas botellas de agua en tu congelador o hielo es suficiente. Póntelas en el cuello, nuca, pecho y manos en esos momentos, seguro también te calman.

2. Sal a correr o caminar rápidamente

- El ejercicio cardiovascular, como correr o caminar a paso rápido, libera endorfinas y ayuda a reducir el estrés. Si sientes un impulso, esto puede distraerte y reducir la intensidad de las emociones que te llevaron a sentir ese impulso, dándote tiempo para reflexionar.

3. Visualiza las consecuencias

- Tómate un momento para visualizar las consecuencias de actuar en tu impulso. Imaginar cómo te sentirás después si haces o no alguna acción puede ayudar a evaluar si es lo mejor para ti o si necesitas redirigir esa energía.

4. Haz algo manual o físico, como limpiar o dibujar

- Actividades como limpiar, organizar algo, dibujar o cocinar pueden canalizar la energía del impulso de forma productiva. Estas tareas no solo te distraen, sino que también te dan una sensación de logro y te relajarán.

CAPÍTULO 4. **SALUD MENTAL Y EMOCIONAL**

5. Escribe lo que sientes en ese momento

- Si tienes un impulso fuerte, escribe lo que sientes y por qué piensas que surgió. Este proceso puede ayudarte a entender el origen de tu impulso y a calmar la mente. A veces, al ver tus pensamientos en papel, encuentras una perspectiva diferente.

6. Prueba la técnica de "la pausa de cinco minutos"

- Decídete a esperar cinco minutos antes de actuar sobre el impulso. Durante ese tiempo puedes respirar profundamente o hacer alguna actividad rápida como beber un vaso de agua o distraerte con algo más. Esta breve pausa puede ayudarte a analizar si realmente quieres actuar con base en el impulso.

7. Conéctate con tu propósito a largo plazo

- Cuando surge un impulso, recordarte a ti mismo tus objetivos o valores a largo plazo puede ayudarte a actuar con coherencia. Pregúntate: "¿Esta acción me acerca o me aleja de lo que realmente quiero?".

Estas estrategias pueden ayudarte a lidiar con impulsos de manera saludable, sin reprimir las emociones y canalizándolas constructivamente.

Pero ¿qué hago si soy de esas personas que ven el vaso medio vacío y reconozco que suelo ser pesimista? ¿Qué puedo comenzar a hacer para cambiar esta mentalidad?

Otra vez: terapia. En un estudio de 2023 dirigido por Craske y colaboradores los investigadores encontraron que cuando personas con depresión o ansiedad participaron en 15 semanas de psicoterapia centrada en mejorar las emociones positivas, informaron mayores mejoras que un grupo cuya terapia se centró en reducir las emociones negativas. Como decía, piensa en el cerebro como un músculo: cuando tienes una emoción o pensamiento negativo las neuronas ya se saben perfectamente ese camino de pensamiento, ahora te toca a ti tomar el control y detenerlo. Cuando llegue ese pensamiento, tú decides si tomarlo y engancharte o simplemente observarlo, no adentrarte, no engancharte y dejarlo ir.

Aquí es donde también entra en juego la meditación, que nos ayuda a enseñar a nuestro cerebro a no engancharse con esos pensamientos o ideas intrusivas que nos llegan (ya hablaré un poco más acerca del *mindfulness*). Puedes empezar meditando de cinco a 10 minutos diarios. Pon un *timer*, colócate en una posición cómoda y comienza a respirar; cuenta cada una de las respiraciones intentando mantener tu concentración. Llegarán pensamientos y *ahí* está la magia: ve el pensamiento llegar, pero no profundices, déjalo pasar. A mí me sirve imagi-

CAPÍTULO 4. **SALUD MENTAL Y EMOCIONAL**

narme que estoy llena de aceite o de miel, algo tan resbaloso que cuando se acerca el pensamiento a mi cabeza lo observo, pero dejo que se resbale y se vaya, no lo pienso. Esto, al igual que el ejercicio, se practica, y mientras más lo hagas mayor control tendrás sobre tus pensamientos. Una vez que lo domines verás cómo podrás desechar más fácilmente pensamientos ansiosos o pesimistas. No es fácil, toma práctica, pero se puede lograr; recuerda que nosotros mismos somos los que más nos saboteamos. Si te enganchas cada vez que llega ese pensamiento ansioso que no estás resolviendo solo irá haciéndose más y más fuerte, junto con los sentimientos que te genere. Obsérvalo, pero déjalo ir y no permitas que se vuelva tu *loop* de pensamiento.

También date permiso para sentirte feliz. A veces, si experimentamos alguna situación traumática, depresión o ansiedad podemos llegar a sentirnos incómodos con los sentimientos placenteros. Permítete divertirte y volver a sentir felicidad. Algo real es que, si queremos sentirnos felices, a veces actuar o comportarte como persona feliz también ayuda, el famoso *fake it, 'til you make it.*

Los investigadores han descubierto que el simple acto de sonreír, incluso si es una sonrisa falsa, puede provocar sentimientos de felicidad y reducir el estrés. Cuando sonreímos aumentan los niveles de dopamina y serotonina, las hormonas del bienestar de nuestro cuerpo. La dopamina, cuando se libera en el cuerpo, aumenta la sensación de felicidad, y la serotonina está relacionada con nuestros niveles de estrés. Los niveles bajos de serotonina en el cuerpo pueden causar sentimientos de depresión y agresión, mientras que los niveles más altos pueden ayudar a generar una sensación de felicidad y bienestar. Los movimientos musculares necesarios para sonreír estimulan la parte del cerebro que te permite sentir emociones: la amígdala. Básicamente puedes engañar a tu cerebro diciéndole que estás siendo feliz y a la vez llevar a la liberación de esas hormonas de felicidad.

Si eres de esas personas que hablan hasta con la pared, déjame decirte que es probable que seas más feliz que el resto. Se sabe que nuestro bienestar emocional no solo está relacionado con los vínculos sociales que tenemos, sino también con interacciones en el día a día. En varios estudios liderados por Elizabeth Dunn encontraron que estudiantes que practican lo que llaman "interacciones débiles" o *small talk* experimentan mayor felicidad y mayor sentimiento de pertenencia los días en que interactuaron con más compañeros de lo habitual. Otros estudios han concluido que los vínculos débiles están relacionados con el bienestar social y emocional, sugiriendo que incluso las interacciones sociales con los miembros más periféricos de nuestras redes sociales (me refiero a las reales, no las digitales) contribuyen a nuestro bienestar. Esto significa preguntar a la cajera del supermercado cómo le va en el día, hablar con tu vecino en el elevador, saludar al guardia de tu trabajo, y así.

A esta red de conocidos, e incluso de desconocidos, se le denomina colectivamente como "interacciones o lazos débiles", y puede no parecer importante, aunque lo

CAPÍTULO 4. SALUD MENTAL Y EMOCIONAL

es. Estas interacciones superficiales, pero lindas tienen un efecto directo sobre la felicidad, influyendo en nuestro estado de ánimo y energía a lo largo del día. Puede costar trabajo al inicio, pero una vez que empiezas a hacerlo, como en todo, verás que se vuelve más fácil, y lo mejor es que te sentirás más feliz. Aparte, un dato interesante que encontraron en la Universidad de Wisconsin-Madison es que cuando tenemos este tipo de interacciones comúnmente nos llevan a aprender algo nuevo, curioso o útil. Así que te invito a que hoy intentes hablar con un extraño, un completo desconocido, aunque sea saludarlo, preguntarle cómo va el día, si está harto de la lluvia o lo que sea, y ve a dónde te lleva esa interacción.

Ahora, sonreír, saludar y hacer *small talk* a la gente a tu alrededor no te va a curar de una depresión. De hecho, ningún tratamiento por sí solo lo hará. Ni un fármaco antidepresivo ni un estilo de psicoterapia puede aliviar la depresión en todos los casos. Esa es la importancia de un enfoque integral.

Se ha encontrado que agregar psicoterapia al tratamiento farmacológico es más útil que la medicación sola para tratar la depresión mayor, esto porque la terapia y los medicamentos se complementan, ya que tienen efectos diferentes en el cerebro. Además de aliviar la depresión, la terapia combinada puede ayudar a prevenir las recurrencias. Un estudio clásico de tres años publicado en JAMA rastreó las recurrencias de depresión en aproximadamente 200 personas de 60 años o más. De las que recibieron terapia mensual y que también tomaron un medicamento antidepresivo, el 80% evitó una recurrencia, a diferencia de las que solo recibieron el fármaco, que evitaron recaer un 57%, y de las que habían ido únicamente a terapia, 36%, y en el grupo placebo solo 10% evitó una recurrencia de depresión. Así que, por favor, si padeces depresión no te quedes únicamente con el medicamento, busca terapia y favorécete de esa sinergia. Si los síntomas son graves o moderados, podría ser bueno comenzar con la estrategia dual de medicamentos y psicoterapia. Si la depresión es leve, existe una buena probabilidad de que respondas bien a la psicoterapia sola. Generalmente, a medida que los síntomas se vuelven más graves, es más importante considerar la medicación en una fase más temprana del tratamiento, pero recuerda siempre consultar a tu médica, y en este caso en específico a tu psiquiatra.

Además de la terapia cognitivo-conductual hay acciones que podemos llevar a cabo en nuestro día a día que ayudarán a tener un *mindset* o perspectiva más positiva; aquí te dejo seis recomendaciones:

1. Reconoce un evento positivo cada día.
2. Comienza un diario de gratitud en el que escribas tres cosas por las que agradeces al final de cada día.
3. Establece una meta alcanzable y observa tu progreso (puede ser desde alguna tarea o pendiente que has estado postergando).
4. Saluda a la gente que te encuentres a tu alrededor.

5. Intenta hacer *small talk* o tener conversaciones ligeras con quien te encuentres (aunque sea sobre el clima, verás que estas pequeñas interacciones te harán más feliz).
6. Practica el *mindfulness* y la atención plena, centrándote en el aquí y el ahora en lugar del pasado o del futuro.

Y ¿cómo practico *mindfulness*?

El *mindfulness* es una práctica que consiste en ==prestar atención al momento presente de manera intencional y sin juzgarlo==. Se trata de estar completamente consciente de lo que ocurre dentro de ti y a tu alrededor, en lugar de estar distraído o con la mente en el pasado o el futuro. Se parece a la meditación en cuanto a observar lo que pasa en la mente o en el cuerpo sin intentar cambiarlo. Por ejemplo, si estás estresado, en lugar de darle vueltas al sentimiento o juzgarte por sentir estrés, lo reconoces y lo aceptas sin reaccionar de forma automática. Practicar *mindfulness* te ayuda a notar los pensamientos y emociones que surgen, pero sin dejar que te controlen o te dominen. Eres consciente de ellos, pero no los profundizas.

Se sabe que existen muchos beneficios de esta práctica; entre ellas, ayuda a disminuir la respuesta automática al estrés, permitiéndote abordar las situaciones de forma más serena o tranquila. Al estar más presente y menos enfocado en preocupaciones o pensamientos negativos del pasado y futuro, puede mejorar tu estado de ánimo y permitirte responder de manera más reflexiva y menos impulsiva ante situaciones emocionales. Además, como ya dije antes, mientras más lo practicas, irás entrenando la mente para estar más concentrado y menos disperso. En resumen, el *mindfulness* es una herramienta poderosa para aumentar la autoconciencia, reducir el estrés y vivir con mayor equilibrio emocional, centrándote en el presente de manera consciente y compasiva.

La gente ha meditado durante miles de años, inicialmente como parte de una práctica espiritual. Pero en los últimos años la atención plena o *mindfulness* se ha convertido en una forma popular de ayudar a las personas a controlar su estrés y mejorar su bienestar general, y una gran cantidad de investigaciones demuestra que es eficaz. La Asociación Americana de Psicología lo recomienda basado en múltiples evidencias existentes al respecto, pues algunos psicólogos han descubierto que la meditación de atención plena cambia nuestro cerebro y nuestra biología de manera positiva, mejorando la salud física y mental. En un artículo de 2013 de la *Clinical Psychology Review* los investigadores revisaron más de 200 estudios sobre la atención plena entre personas sanas y descubrieron que la terapia basada en este tipo de práctica era especialmente eficaz para reducir el estrés, la ansiedad y la depresión. La atención plena también puede ayudar a tratar a personas con problemas específicos, como depresión, tabaquismo y adicción. Algunas de las investigaciones más interesantes se han centrado en personas con depresión. Varios estudios han encontrado, por ejemplo, que la terapia cognitivo-conductual basada en *mindfulness* puede reducir significativamente las recaídas en personas que han tenido episodios previos de depresión mayor.

Por si fuera poco, las intervenciones basadas en la atención plena también pueden mejorar la salud física, por ejemplo, para reducir el dolor crónico. Otros estudios han encontrado evidencia preliminar de que la atención plena podría estimular el sistema inmunológico y ayudar a las personas a recuperarse más rápidamente de una gripa. Así que, para lo que sea que la practiques, tiene múltiples beneficios y mi recomendación es que empieces en cuanto puedas.

A continuación te dejo un ejercicio con el que puedes practicar el *mindfulness* o la atención plena:

- Siéntate en un lugar cómodo o donde normalmente te relajas. Por esta ocasión, si quieres lee primero las instrucciones y cierra los ojos entre cada una, y a la próxima puedes hacerlo con los ojos cerrados.
- Busca ser consciente mientras haces un escaneado de todo tu cuerpo. ¿Estás cómodo? ¿Sientes alguna molestia en alguna parte de tu cuerpo? ¿Sientes alguna presión en tu forma de estar sentado? Escanea desde tus pies, tus pantorrillas, sube a tus piernas, glúteos, abdomen (¿está tenso?, relájalo), tu espalda (¿está cómoda?), pasa

por tus brazos, hombros (relájalos, suéltalos), manos, tu cuello, tu cara (presta atención, ¿estás haciendo algún gesto?, relájala por completo).

- Ahora concéntrate en tu respiración, empieza tomando una respiración profunda. Inhala por la nariz, sintiendo cómo el aire llena tus pulmones, y exhala lentamente por la boca, dejando ir cualquier tensión acumulada en tu cuerpo. Continúa haciendo estas mismas inhalaciones y exhalaciones.
- Cuando tu mente se distraiga (lo cual es natural porque la mente está hecha para pensar), simplemente reconoce los pensamientos o distracciones y despacio vuelve a concentrarte en tu respiración.
- No te juzgues por distraerte; el objetivo es notar los momentos en los que pierdes la concentración y luego volver al presente.
- Ahora, con cada exhalación, imagina que dejas ir cualquier tensión. Inhala calma y exhala cualquier inquietud. Inhala serenidad y exhala cualquier preocupación. Permite que tu cuerpo se relaje un poco más con cada exhalación.

Para practicar el *mindfulness* o atención plena este ejercicio puede ser un gran inicio, pero no el único. La atención plena se puede hacer casi en cualquier momento. Por ejemplo, si estás en un aeropuerto o estación de autobuses y te sientes estresado o abrumado, puedes buscar un lugar para sentarte y simplemente concentrarte en el sonido más lejano y

CAPÍTULO 4. SALUD MENTAL Y EMOCIONAL

después el más cercano, con atención completa y consciente. Otra manera de hacerlo en tu día a día es con tu café por la mañana, obsérvalo, huélelo, siente el vaporcito mientras dejas ir tus pensamientos, estás siendo consciente con tu café. O con tu gato, acariciándolo puedes concentrarte en la sensación al tacto, su respiración, su calma. Y así, poco a poco, podrás incorporar el *mindfulness* a tu vida diaria.

4. CONEXIONES SOCIALES

Ya hablamos un poco de las conexiones débiles, pero las conexiones sociales fuertes son de hecho las más importantes. Las relaciones son clave no solo para vivir más saludablemente, sino también para ser más felices. Según el famoso Estudio de Harvard sobre el Desarrollo de Adultos, las relaciones sólidas son el mayor predictor de bienestar, algo bastante común en las poblaciones más longevas del mundo, donde mantienen amigos y familia e interacciones sociales de calidad.

En un famoso estudio de 1979 en California, en el que incluyeron a 7000 hombres y mujeres, se descubrió que las personas que estaban desconectadas de los demás tenían aproximadamente tres veces más probabilidades de morir durante los nueve años estudiados que las personas con fuertes vínculos sociales. Esta importante diferencia en la supervivencia se produjo independientemente de la edad, el sexo, las prácticas de salud o el estado de salud física de las personas. De hecho, los investigadores encontraron que aquellos participantes con estrechos vínculos sociales y estilos de vida poco saludables (como fumar, obesidad y falta de ejercicio) en realidad vivían más que aquellos con vínculos sociales deficientes, pero con hábitos de vida más saludables. O sea, si te invitan a cenar y a convivir pero tenías que ir al gimnasio, por esta ocasión podría ser más saludable cuidar tu vínculo social. En otro estudio también antiguo, pero muy famoso, publicado en *The New England Journal of Medicine* en 1984, encontraron que de entre los 2320 hombres que habían sobrevivido a un infarto, aquellos con pocas conexiones sociales tenían cuatro veces mayor riesgo de muerte que aquellos con fuertes conexiones con otras personas. Parecería que la ausencia de conexiones sociales podría considerarse un factor de riesgo a la par de la hipertensión arterial, la obesidad, la falta de ejercicio o el tabaquismo para muerte prematura, además de que la falta de interacciones sociales también daña la salud mental. El apoyo emocional proporcionado por las conexiones sociales ayuda a reducir los efectos dañinos del estrés y puede fomentar un sentido de significado y propósito en la vida.

Por si esto fuera poco, y porque obviamente no me iba a quedar con referencias de los años ochenta, el papel de las relaciones en la longevidad se examinó en un metaanálisis de 2023 publicado en la revista *Nature Human Behavior* que incluyó a más de dos millones de adultos. Los investigadores encontraron que, a cualquier edad, hay 14% mayor riesgo de morir prematuramente debido a la soledad y 32% mayor riesgo de morir prematuramente por el aislamiento social.

CAPÍTULO 4. **SALUD MENTAL Y EMOCIONAL**

Entonces, ¿dices que tengo mayor riesgo de morir si no tengo amigos ni conexiones?

No, no quiero que te sientas así. Recuerda que esa es tu mente de nuevo haciéndote una mala jugada. Si esto en verdad te llevó a un lugar de ansiedad, vuelve al ejercicio de *mindfulness*.

Una vez pasado esto, quiero decirte que sentirse solo puede ser una experiencia difícil y que es completamente normal sentirnos así en algún punto de nuestra vida porque, además, muchas veces la soledad va junto a la ansiedad. En realidad no estás solo, así que te quiero dar algunas estrategias y formas de pensar que pueden ayudarte a superar esos momentos y reconectar contigo mismo o con los demás.

En primer lugar, es importante recordarte que la soledad no es una condena ni algo que define quién eres. Es una emoción pasajera, como cualquier otra, que puedes gestionar. Reflexiona sobre las personas que forman parte de tu vida, incluso si no están físicamente cerca en este momento. Puede ser útil hacer una lista de amigos o familiares con quienes tienes una buena relación, esto puede ayudarte a recordar que, aunque te sientas solo en ese momento, no lo estás en tu vida. Aprovecha esto para mandar un mensaje, hablarles o para tener iniciativa e invitarlos a hacer algo, a reconectar. Si la soledad persiste o se vuelve difícil de manejar, considera hablar con alguien de confianza, como un amigo cercano o un terapeuta. Conversar sobre lo que sientes puede darte una perspectiva y, en algunos casos, el apoyo que necesitas para salir adelante. Recuerda que la soledad es una señal de que necesitas algún tipo de conexión, ya sea contigo mismo o con los demás. ==Siempre valida lo que sientes y actúa con compasión y empatía hacia ti.==

Si sientes que necesitas hacer amigos te recomiendo que empieces con ese *small talk* del que hablábamos previamente. También puedes buscar actividades grupales (clases de dibujo, de baile o de manualidades) o proyectos para conocer personas y formar nuevas conexiones. En este camino de conocer nuevas personas es extremadamente importante que seas tú, ==no trates de ser alguien que no eres para caer bien;== las personas son más receptivas cuando sienten que están con alguien auténtico y genuino. Da el primer paso e invita a hacer planes o actividades. Siempre da miedo pero, créeme, todos estamos en la misma situación; cuando yo me he atrevido a hacer algún plan es rara la vez que me rechazan. Al final todos estamos buscando conectar, y sin duda es la mejor manera de entablar nuevas relaciones. También recuerda que, para construir una conexión, no solo se trata de hablar sobre ti, sino de escuchar de verdad a la otra persona. Puedes hacer preguntas abiertas, mostrar interés en sus historias y experiencias y escuchar sin interrumpir. Las personas sienten confianza cuando se sienten escuchadas. Estas relaciones se profundizan cuando ambos se sienten cómodos compartiendo sus experiencias, tanto las buenas como las malas. Ser vulnerable, hablando de tus retos o emociones con sinceridad, permite a la otra persona abrirse también.

CAPÍTULO 4. **SALUD MENTAL Y EMOCIONAL**

Una vez que ya hiciste un nuevo amigo, es momento de "regar la plantita". Todas las relaciones necesitan atención, presencia y dedicación, entonces intenta mantener el contacto y haz un esfuerzo por estar presente, dando seguimiento a las pláticas pasadas. Crear conexiones significativas es un proceso que requiere tiempo, paciencia y esfuerzo, pero el resultado te hará más feliz, y las relaciones que construyas, siempre y cuando vengan desde este lugar de autenticidad, siempre te sumarán.

Espero que todas estas recomendaciones en torno a la felicidad y el optimismo te sean de utilidad, y recuerda que ==mientras más las practicamos, más naturales y sencillas se vuelven==. La salud psicológica a menudo pasa a un segundo plano frente a la salud física, pero como ya vimos desde el principio de este capítulo, es igualmente importante y la soledad y el pesimismo pueden ser tan perjudiciales para nuestra salud como fumar. Sabemos que nos pone en mayor riesgo de demencia, enfermedades cardiacas y accidentes cerebrovasculares, así que empieza hoy a cuidar de ella también.

5. EJERCICIO Y SALUD MENTAL

Durante el proceso de envejecimiento el ejercicio físico es considerado un tratamiento coadyuvante para los trastornos neuropsiquiátricos. En el capítulo sobre la actividad física mencioné que correr durante 15 minutos al día o caminar durante un poco más de tiempo podría ayudar a proteger a las personas contra el desarrollo de depresión, según un estudio innovador publicado en 2019 en JAMA *Psychiatry*. Asimismo, las personas que hacían al menos tres horas de actividad física a la semana tenían menos probabilidades de deprimirse que los sedentarios, y el riesgo se reducía otro 17% con cada 30 minutos adicionales aproximadamente de actividad diaria. Pequeñas cantidades de ejercicio podrían tener un efecto enorme en la felicidad.

Según una revisión publicada en 2019 en el *Journal of Happiness Studies*, en donde estudiaron la relación entre el buen humor y la actividad física, las personas que hacen ejercicio incluso una vez a la semana o tan solo 10 minutos al día tienden a estar más alegres que aquellas que nunca hacen ejercicio. Y lo mejor es que cualquier tipo de ejercicio aplica. Creo que todos podemos decir que nos sentimos menos estresados y mejor en general después de hacer ejercicio. Como siempre digo, nunca te arrepientes de hacer ejercicio.

Ya hablé exhaustivamente del rol del ejercicio en la depresión, pero existen menos estudios con respecto al vínculo entre la actividad física y las emociones optimistas, en especial en personas psicológicamente sanas. En la revisión que mencioné antes encontraron que el tipo de ejercicio parece no importar. Yoga, trotar o jugar pádel, cualquier tipo de actividad física puede tener un impacto en el estado del humor, y la cantidad de ejercicio necesaria para influir en la felicidad es mínima; las personas que hacían ejercicio solo una o dos veces por semana dijeron

CAPÍTULO 4. **SALUD MENTAL Y EMOCIONAL**

que se sentían mucho más felices que aquellas que nunca hacían. En otros estudios, 10 minutos diarios de actividad física se relacionaron con un estado de ánimo optimista.

Lo que sí es que, en general, más movimiento contribuye a una mayor felicidad. Si las personas hacen ejercicio durante al menos 30 minutos la mayoría de los días, que es la recomendación estándar estadounidense y europea para una buena salud, tienen aproximadamente 30% más probabilidades de considerarse felices que las personas que no cumplen con las pautas.

Y así como hablábamos de cómo una sonrisa falsa puede hacer a nuestro cuerpo creer que estamos felices, también hay ciertos movimientos corporales que contribuyen a esta sensación de bienestar. Algunos investigadores han identificado varios movimientos que son reconocibles en muchas culturas como inspiradores de alegría: levantar los brazos moviéndolos de un lado a otro, como cuando vas a un concierto, y otros movimientos rítmicos como girar con los brazos extendidos. Estas acciones físicas no solo expresan un sentimiento de alegría, sino que las investigaciones muestran que también pueden provocarlo. Cuando a las personas en varios estudios pequeños se les indicó que realizaran este tipo de movimientos, informaron emociones más positivas, y las acciones opuestas, como hacerse chiquitas y encogerse, evocaban tristeza y miedo. En estos mismos estudios han sugerido que los efectos de los llamados *movimientos de alegría* son más fuertes cuando puedes ver a otra persona haciendo los movimientos también, en parte porque ==la felicidad es contagiosa==. Así que, si te sientes un poco triste y quieres echar a andar esa flama, podrías poner un poco de música y bailar ocupando más espacio con los brazos extendidos, y poco a poco te sentirás mejor.

6. TIEMPO FRENTE A LA PANTALLA Y REDES SOCIALES

¿Cómo es tu relación con tu celular? ¿Cómo lo es con las redes sociales? ¿En qué aplicaciones pasas más tiempo? ¿Notas algo sobre tu salud mental y bienestar cuando pasas tiempo en las redes sociales?

Las redes sociales son una herramienta poderosa que conecta a personas de todo el mundo, pero también pueden tener un impacto significativo en la salud mental, tanto positivo como negativo. Durante los últimos años se ha intentado determinar si la cantidad de tiempo que pasamos en redes sociales contribuye a una mala salud mental y, en sí, los resultados han sido muy contradictorios e incluso en algún momento el consenso fue que no existía correlación. Sin embargo, lo que parece importar más ==es lo que hacemos en redes sociales== o en nuestros celulares, ya que sí se ha demostrado que el contenido sobre autolesiones, por ejemplo, aumenta el comportamiento de autolesión, pero no podemos negar el poder de las redes sociales para mantenernos conectados con nuestros seres queridos.

CAPÍTULO 4. **SALUD MENTAL Y EMOCIONAL**

Es difícil demostrar que las redes sociales sean causantes de una mala salud mental, en lugar de estar correlacionadas o asociadas con ellas. La mayoría de los estudios mide el tiempo dedicado a las redes sociales y los síntomas de salud mental, y muchos, aunque no todos, han encontrado una correlación, pero medir el tiempo invertido no es suficiente, porque no está claro si el problema es el tiempo en las redes sociales o si es el tiempo alejado de otras cosas, como hacer ejercicio o dormir, o en sí lo que hacemos en estas redes sociales. Alguien podría pasar horas frente a la pantalla conectando con amigos o familiares lejanos para escapar de una presión mental y reírse un rato.

Cuando hablamos de tiempo frente a la pantalla es similar a cuando hablábamos de calorías, ¿la cantidad de calorías que consumes es buena o mala para ti? Esto depende en gran medida de dónde provienen. Así que, ¿de dónde provienen tus horas consumidas en el celular? Si estás pegado a la pantalla por trabajo o informándote y aprendiendo, conectando o riendo es totalmente diferente a si estás en la pantalla comparándote con otras personas, consumiendo noticias catastróficas o viendo contenido de autolesiones.

Donde debemos tener más cuidado es en gente joven y niños, pues desafortunadamente el crecimiento de la tecnología ha sido tan rápido que es difícil mantenernos actualizados en cuanto a investigaciones para conocer cómo puede afectar esto su salud mental. Sin embargo, en un estudio de 2019 de *JAMA Psychiatry* encontraron que los adolescentes que pasaban más de tres horas al día en redes sociales experimentaban el doble de riesgo de sufrir síntomas de ansiedad y depresión. Además, otro estudio publicado en 2017 en la revista *Clinical Psychological Science* encontró que cuanto más tiempo pasaban los adolescentes frente a las pantallas, mayor era su probabilidad de tener síntomas de depresión o de intentar suicidarse. Por el contrario, cuanto más tiempo pasaban en actividades fuera de la pantalla, como practicar deportes o salir con amigos, menos probabilidades tenían de experimentar esos problemas.

En cuanto a los niños es un boleto aparte. En un estudio publicado en *The Journal of the American Medical Association Pediatrics* vieron que algunos niños de un año expuestos a más de cuatro horas de pantalla al día experimentaron retrasos en el desarrollo de la comunicación y las habilidades de resolución de problemas a los dos y cuatro años. La investigación también encontró que los niños de un año que estuvieron expuestos a más tiempo frente a una pantalla que sus compañeros mostraron retrasos a los dos años en el desarrollo de la motricidad fina y las habilidades personales y sociales. Lo bueno es que estas demoras parecieron recuperarse a los cuatro años. Aunque el estudio no encontró que el tiempo frente a la pantalla causara retrasos en el desarrollo, llama la atención que se encontrara esta asociación. Ese patrón bien podría explicarse por la importancia del tiempo cara a cara en los niños pequeños.

En un informe de *Common Sense*, las adolescentes con síntomas de depresión tenían más probabilidades que aquellas sin síntomas de decir que las redes sociales hacían que la vida de otras personas pareciera mejor que la de ellas. Sin embargo, también mencionaban que mejoraban sus conexiones sociales, así como que las redes sociales podían ser una buena fuente de recursos de salud mental. En general, y en mayor proporción, las niñas dijeron que los efectos de las funciones de las redes sociales eran neutrales.

Creo que cuando hablamos de redes sociales todos hemos pasado por esa sensación de insuficiencia y es común que nos comparemos. En las redes sociales, las personas solemos mostrar lo mejor y las versiones idealizadas de nuestra vida. Esto puede llevar a compararnos constantemente con los demás, lo que puede afectar la autoestima y aumentar sentimientos de insuficiencia o envidia. Ver solo lo "mejor" de la vida de otros hace que la vida propia parezca menos satisfactoria y podría contribuir a sentimientos de tristeza. Además, como ya platicamos, ciertos estudios han encontrado una relación entre el uso excesivo de redes sociales y niveles más altos de ansiedad y depresión, en especial en jóvenes. La presión de estar constantemente conectado y recibir aprobación (como *likes* y comentarios) puede ser una fuente de estrés, y la falta de interacción real puede aumentar la sensación de aislamiento.

Aunque parecen conectar, las redes sociales también pueden aumentar la soledad. Pasar mucho tiempo en ellas puede llevar a reducir las interacciones cara a cara, que son esenciales para una conexión emocional profunda. A menudo, el uso de redes se convierte en un sustituto de la interacción en persona, pero no la reemplaza del todo. Algo también súper importante es que las redes sociales están diseñadas para ser adictivas: el uso constante genera una liberación de dopamina que refuerza la necesidad de revisarlas. Esta adicción puede afectar el sueño, el rendimiento académico o laboral y la capacidad de estar presente en el momento.

Pero no todo es malo. Las redes sociales pueden ayudar a las personas a conectarse, sobre todo a aquellas que tienen dificultades para socializar o viven lejos de sus seres queridos, prueba de ello es que fueron una gran herramienta para esto durante la pandemia de COVID-19. También ofrecen un espacio para conectar con comunidades de apoyo, en especial para personas que atraviesan experiencias similares, en mi caso, por ejemplo, para pacientes con enfermedades raras. Además, pueden ser una fuente de información valiosa sobre salud mental y bienestar, y ni se diga cómo lo fueron durante la pandemia. Muchas organizaciones y profesionales de la salud y salud mental utilizan las redes para difundir consejos, herramientas de autocuidado y recursos de apoyo. También nos permiten expresar y compartir creatividad a través de fotos, arte, música y más. Para algunas personas esto puede ser terapéutico y una forma de procesar sus emociones y experiencias. Algo que a mí me hubiera encantado tener en mi adolescencia es todo el contenido y las herramientas de salud mental e información acerca de cómo se ven las relaciones sanas y tóxicas.

Como decía en un inicio, no tenemos suficiente evidencia aún sobre el uso del celular y las redes sociales. Pero tú te conoces a ti más que nadie, por eso te invito a que reflexiones cómo te sientes antes y después de usarlas, qué te hacen sentir, y a partir de ahí empieces a tomar decisiones que te lleven a un mayor bienestar. Antes de abrir una app,

CAPÍTULO 4. SALUD MENTAL Y EMOCIONAL

pregúntate cuál es tu propósito: ¿quieres aprender algo, conectar con alguien o simplemente estás aburrido? Usar las redes de manera intencionada puede ayudarte a evitar su uso impulsivo y permitirte sacarles mayor provecho.

Para lograr una relación más sana con tu celular puedes empezar por ==limitar el tiempo que pasas en redes sociales diariamente== para reducir el riesgo de adicción y asegurarte de que tengas tiempo para otras actividades. Incluso puedes poner temporizadores en tu teléfono para cada aplicación o desactivar las notificaciones para evitar distracciones constantes. Siempre recuerda que lo que ves en redes es solo una versión editada de la vida de las personas. Practica la gratitud y enfócate en tus logros y cualidades. ==Nadie va a andar publicando si lo corrieron de su trabajo o si está pasándola mal.==

Sigue a personas y cuentas que te inspiren y te hagan sentir bien y evita o deja de seguir aquellas que generan estrés o insatisfacción. Considera hacer una "limpieza" periódica de tus redes para asegurarte de que lo que ves contribuye positivamente a tu bienestar. ==También puede ayudar seguir cuentas que promuevan la autenticidad y no solo el contenido aspiracional.== De repente puedes considerar tomarte descansos periódicos de las redes sociales, ya sea un día a la semana o por periodos más largos. Estas pausas te permiten reconectar contigo mismo y disfrutar del presente sin distracciones. ==Prioriza las interacciones cara a cara siempre que sea posible.== Las relaciones reales y profundas son esenciales para el bienestar emocional y no pueden ser completamente reemplazadas por la interacción en redes.

La atención plena puede ayudarte a estar consciente de tus emociones mientras usas redes sociales. Nota si te sientes ansioso, triste o inseguro mientras las usas, y haz una pausa si lo necesitas.

En conclusión, las redes sociales no son intrínsecamente buenas ni malas, pero su efecto en la salud mental depende de cómo y cuánto las usamos. Ser conscientes de nuestros hábitos y hacer ajustes según nuestras necesidades es clave para mantener una relación saludable con ellas. Las redes pueden ser una herramienta de conexión y crecimiento si las usamos de manera intencionada, pero siempre es importante priorizar nuestro bienestar mental y emocional. Recuerda que tienes un solo cuerpo para toda la vida, ¡cuídalo!

○ TAKEAWAYS

1. Agradece tres cosas cada día.
2. Date cuenta de cuándo tienes pensamientos pesimistas o negativos.
3. Involucra algo de *mindfulness* en tu día (ya sea ser consciente con tu café o con tu gato) o cinco minutos de meditación.
4. Haz un amigo nuevo, échales ganas a esas conexiones sociales.
5. Establece límites para tu uso de redes sociales.
6. Intenta hacer *small talk* o tener conversaciones ligeras con quien te encuentres.

Referencias

Batty, G. D., Russ, T. C., Stamatakis, E., & Kivimäki, M. (2017). Psychological distress in relation to site-specific cancer mortality: Pooling of unpublished data from 16 prospective cohort studies. *BMJ, 356*, j108 https://doi.org/10.1136/bmj.j108

Boehm, J. K., Chen, Y., Koga, H., Mathur, M. B., Vie, L. L., & Kubzansky, L. D. (2018). Is optimism associated with healthier cardiovascular-related behavior?: Meta-analyses of 3 health behaviors. *Circulation Research, 122*(8), 1114–1124 https://doi.org/10.1161/CIRCRESAHA.117.310828

Cohn, M. A., Pietrucha, M. E., Saslow, L. R., Hult, J. R., & Moskowitz, J. T. (2014). An online positive affect skills intervention reduces depression in adults with type 2 diabetes. *Journal of Positive Psychology, 9*(6), 523–534 https://doi.org/10.1080/17439760.2014.920410

Colton, C. W., & Manderscheid, R. W. (2006). Congruencies in increased mortality rates, years of potential life lost, and causes of death among public mental health clients in eight states. *Preventing Chronic Disease, 3*(2), A42 https://www.ncbi.nlm.nih.gov/pmc/articles/PMC1563985/

Craske, M. G., Meuret, A. E., Echiverri-Cohen, A., Rosenfield, D., & Ritz, T. (2023). Positive affect treatment targets reward sensitivity: A randomized controlled trial. *Journal of Consulting and Clinical Psychology, 91(6), 350–366 https://doi.org/10.1037/ccp0000805

Druss, B. G., Bradford, D. W., Rosenheck, R. A., Radford, M. J., & Krumholz, H. M. (2000). Mental disorders and use of cardiovascular procedures after myocardial infarction. JAMA, 283(4), 506–511 https://doi.org/10.1001/jama.283.4.506

Khoury, B., Lecomte, T., Fortin, G., Masse, M., Therien, P., Bouchard, V., Chapleau, M.-A., Paquin, K., & Hofmann, S. G. (2013). Mindfulness-based therapy: A comprehensive meta-analysis. Clinical Psychology Review, 33(6), 763-771 https://doi.org/10.1016/j.cpr.2013.05.005

Koga, H. K., Trudel-Fitzgerald, C., Lee, L. O., et al. (2022). Optimism, lifestyle, and longevity in a racially diverse cohort of women. Journal of the American Geriatrics Society, 70(10), 2793-2804 https://doi.org/10.1111/jgs.17897

Lee, L. O., James, P., Zevon, E. S., Kim, E. S., Trudel-Fitzgerald, C., Spiro, A., Grodstein, F., & Kubzansky, L. D. (2019). Optimism is associated with exceptional longevity in two epidemiologic cohorts of men and women. Proceedings of the National Academy of Sciences of the United States of America, 116(37), 18357–18362 https://doi.org/10.1073/pnas.1900712116

Marmolejo-Ramos, F., Murata, A., Sasaki, K., Yamada, Y., Ikeda, A., Hinojosa, J. A., Watanabe, K., Parzuchowski, M., Tirado, C., & Ospina, R. (2020). Your face and moves seem happier when I smile: Facial action influences the perception of emotional faces and biological motion stimuli. *Experimental Psychology, 67*(1), 14–22 https://doi.org/10.1027/1618-3169/a000470

Melzer, A., Shafir, T., & Tsachor, R. P. (2019). How do we recognize emotion from movement? Specific motor components contribute to the recognition of each emotion. *Frontiers in Psychology, 10*, Article 1389 https://doi.org/10.3389/fpsyg.2019.01389

Petrova, K., Nevarez, M. D., Rice, J., & al. (2021). Coherence between feelings and heart rate: Links to early adversity and responses to stress. *Affective Science, 2*, 1–13 https://doi.org/10.1007/s42761-020-00027-5

Riehm, K. E., Feder, K. A., Tormohlen, K. N., et al. (2019). Associations between time spent using social media and internalizing and externalizing problems among U.S. youth. *JAMA Psychiatry, 76*(12), 1266–1273 https://doi.org/10.1001/jamapsychiatry.2019.2325

Rozanski, A., Bavishi, C., Kubzansky, L. D., & Cohen, R. (2019). Association of optimism with cardiovascular events and all-cause mortality: A systematic review and meta-analysis. *JAMA Network Open, 2*(9), e1912200 https://doi.org/10.1001/jamanetworkopen.2019.12200

Ruberman, W., Weinblatt, E., Goldberg, J. D., & Chaudhary, B. S. (1984). Psychosocial influences on mortality after myocardial infarction. *New England Journal of Medicine, 311*(9), 552-559 https://doi.org/10.1056/NEJM198408303110902

Sandstrom, G. M., & Dunn, E. W. (2014). Social interactions and well-being: The surprising power of weak ties. *Personality and Social Psychology Bulletin, 40*(7), 910-922 https://doi.org/10.1177/0146167214529799

Shafir, T., Taylor, S. F., Atkinson, A. P., Langenecker, S. A., & Zubieta, J.-K. (2013). Emotion regulation through execution, observation, and imagery of emotional movements. *Brain and Cognition, 82*(2), 219-227 https://doi.org/10.1016/j.bandc.2013.03.001

Takahashi, I., Obara, T., Ishikuro, M., et al. (2023). Screen time at age 1 year and communication and problem-solving developmental delay at 2 and 4 years. *JAMA Pediatrics, 177*(10), 1039–1046 https://doi.org/10.1001/jamapediatrics.2023.3057

Twenge, J. M., Joiner, T. E., et al. (2017). Increases in depressive symptoms, suicide-related outcomes, and suicide rates among U.S. adolescents after 2010 and links to increased new media screen time. *Journal of Abnormal Psychology, 6*(1) https://doi.org/10.1177/2167702617723376

Twenge, J. M., Joiner, T. E., et al. (2017). Increases in depressive symptoms, suicide-related outcomes, and suicide rates among U.S. adolescents after 2010 and links to increased new media screen time. *Journal of Abnormal Psychology, 6*(1). https://doi.org/10.1177/2167702617723376

Umberson, D., & Montez, J. K. (2010). Social relationships and health: A flashpoint for health policy. *Journal of Health and Social Behavior, 51*(Suppl), S54-S66 https://doi.org/10.1177/0022146510383501

CAPÍTULO 4. **SALUD MENTAL Y EMOCIONAL**

Wang, F., Gao, Y., Han, Z., et al. (2023). A systematic review and meta-analysis of 90 cohort studies of social isolation, loneliness and mortality. *Nature Human Behaviour, 7*, 1307–1319 https://doi.org/10.1038/s41562-023-01617-6

Zhang, Z., & Chen, W. (2019). A systematic review of the relationship between physical activity and happiness. *Journal of Happiness Studies, 20*, 1305–1322 https://doi.org/10.1007/s10902-018-9976-0

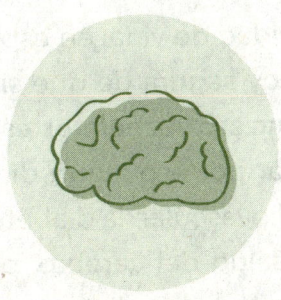

Capítulo 5

Salud cognitiva y destreza mental

Si te das cuenta, en nuestra cabeza todo el tiempo hay una conversación. A lo mejor incluso al leer esto imaginas mi voz platicándote. Siempre estamos pensando, aprendiendo, recordando o procesando a través de nuestra voz interna. Esta es un reflejo de nuestra salud cerebral, que a su vez es un componente crucial de la salud en general y abarca diversas funciones mentales, como la memoria, el juicio, el lenguaje, la atención y la capacidad de realizar tareas complejas.

Todos conocemos a alguien que con el paso del tiempo ha perdido este tipo de habilidades, lo que resulta un gran reto para las familias porque, entre otras cosas, pasan por un luto en vida. Es por eso que esta salud es esencial para una buena calidad de vida, en especial a medida que envejecemos, y estoy segura de que si has convivido con alguien con demencia o Alzheimer es natural que te dé miedo llegar a pasar por eso algún día. Afecciones como la enfermedad cardiovascular, la diabetes y la hipertensión pueden afectar la salud del cerebro, por lo que un buen estilo de vida que incluya una dieta rica en frutas, verduras, cereales integrales, proteína magra y grasa saludable (si lo necesitas, vuelve al capítulo 2 sobre nutrición y dieta mediterránea) favorece la salud en general y por lo tanto la del cerebro. Los alimentos ricos en antioxidantes, en específico ácidos grasos como omega 3, son particularmente beneficiosos, ya que estos ayudan a formar la capa grasa que recubre las fibras nerviosas (vainas de mielina).

==Antes se creía que las neuronas eran únicas y de por vida desde que nacíamos, pero ahora sabemos que existe un proceso llamado neurogénesis==, una función mediante la cual se generan nuevas neuronas en el cerebro. Este proceso es crucial para el desarrollo cerebral durante la infancia, pero también ocurre en el cerebro adulto, afectando la memoria, el aprendizaje y la regulación emocional. Diversos factores, incluyendo el ejercicio (que aumenta el flujo sanguíneo al cerebro y ayuda a mantener sanas nuestras neuronas), la dieta, el sueño y la estimulación mental, pueden influir en la neurogénesis, haciendo posible promover la salud cerebral a través de elecciones de estilo de vida saludables. Pero ¿qué más podemos hacer? Lo primero es evitar los hábitos distractores. Hablemos un poco de ellos.

CAPÍTULO 5. **SALUD COGNITIVA Y DESTREZA MENTAL**

1. SMARTPHONES

La mayoría de nosotros vivimos pegados a nuestros celulares, una fuente interminable de distracción. Las investigaciones han demostrado que en las últimas dos décadas la capacidad de atención de las personas se ha reducido de manera importante y parece ser que los dispositivos digitales son los responsables en gran medida de esta disminución en nuestra capacidad de concentración. ¿Cuándo fue la última vez que pasaste un día sin tu celular, sin WhatsApp, notificaciones, Instagram o correo? Te apuesto a que seguro utilizaste alguno de estos en las últimas dos horas.

Desde las continuas notificaciones hasta la capacidad de cambiar entre miles de aplicaciones y actividades que fomentan el *multitasking*, este dispositivo logra interrumpir nuestros procesos mentales constantemente. Además, la gratificación instantánea que provocan esas notificaciones, los *likes*, los comentarios y el contenido nuevo, hace que el cerebro busque más estimulación. Esto nos lleva a experimentar una liberación de dopamina, un neurotransmisor que nos da emoción o felicidad, momento en donde surge la adicción, y al mismo tiempo reduce la paciencia para tareas más largas y exigentes, lo que también puede disminuir la capacidad de participar en un pensamiento profundo y reflexivo.

En 2004 un grupo de investigadores descubrió que la capacidad de atención promedio en cualquier pantalla era de dos minutos y medio y a lo largo de los años se ha

==hecho más corto.== Alrededor de 2012 eran 75 segundos y en 2015 un estudio realizado por Microsoft encontró que las personas pierden la concentración tras ocho segundos. En esta encuesta también encontraron diferencias generacionales en el uso del celular; por ejemplo, 77% de las personas de entre 18 y 24 años respondieron "sí" cuando se les preguntó si lo primero que hacían cuando nada ocupaba su atención era agarrar su celular, en comparación con 10% de los mayores de 65 años. Esto es así porque vivimos en una época en la que la tecnología adquiere cada vez más protagonismo.

En un estudio publicado en *College Teaching* en 2012 se encontró que los estudiantes revisaban sus teléfonos en promedio cada 8.6 minutos. Si hiciéramos este ejercicio hoy en día probablemente sería mucho más frecuente. La información general que circula en los medios científicos afirma que los celulares han afectado ==severamente nuestra capacidad de atención durante la última década.== De hecho, se estima que en Estados Unidos una persona promedio pasa siete horas con tres minutos al día frente a una pantalla. Si quieres saber cuánto tiempo pasas tú, abre en tu celular la opción "tiempo en pantalla" y revisa tu promedio diario. El mío es de seis horas con 34 minutos. Reprobada 100%.

En otro estudio de la Universidad de British Columbia en el que participaron 304 personas y donde la dinámica era salir a cenar con amigos o familiares se le indicó a la mitad del grupo que recibirían una pregunta por mensaje de texto en algún momento de la cena, por lo que

CAPÍTULO 5. **SALUD COGNITIVA Y DESTREZA MENTAL**

dejaron sus teléfonos sobre la mesa. A la otra mitad se les dio la pregunta en papel y se les pidió que guardaran sus teléfonos. Luego, ambos grupos respondieron preguntas sobre el uso del teléfono y la experiencia gastronómica en general. Lo que encontraron fue que los participantes que tenían sus teléfonos sobre la mesa se distrajeron 7% más durante la cena que aquellos que no tenían sus celulares; el hallazgo más significativo dentro de este grupo fue que calificaron su experiencia gastronómica como 5.4% menos interesante y agradable que aquellos sin celular. El estar presente y consciente te hará disfrutar más cada experiencia.

El ruido y las vibraciones provenientes de los smartphones nos distraen y sacan de la experiencia en la que estemos inmersos. Esto ya está comprobado por estudios, incluso cuando los participantes no responden a los mensajes. En 2018 Arnold Glass midió el efecto del uso de un dispositivo electrónico durante una clase y observó el desempeño en exámenes posteriores. Se permitieron dispositivos electrónicos en la mitad de las clases y en la otra mitad no podían tenerlos. Se dieron cuenta de que dividir la atención entre un dispositivo electrónico y la conferencia en el aula no reducía su comprensión, según lo medido por las preguntas del cuestionario dentro de la clase, pero sí reducía la retención a largo plazo, lo que perjudicó el desempeño en los exámenes posteriores y en el examen final. El rendimiento en el examen fue significativamente peor en los estudiantes con dispositivos electrónicos durante esa clase.

En otro estudio realizado por Thorton y colaboradores se reunieron participantes de entre 20 y 34 años para realizar una prueba de concentración y atención en presencia y ausencia de un celular. Los resultados del experimento arrojaron que únicamente la presencia de un celular da como consecuencia un ==rendimiento cognitivo más bajo==, lo que respalda la hipótesis de que la presencia del mismo utiliza nuestra atención, limitándola para otras tareas. De hecho, también se han encontrado efectos negativos sobre el sueño, el estrés y el rendimiento académico.

¿Cómo disminuir estos efectos?

Es obvio que los celulares son parte de nuestra vida y no podemos deshacernos de ellos y acabar con el problema, porque también nos sirven mucho para trabajar y nos simplifican la vida en muchos aspectos, pero ¿cómo hacer para que no nos afecte su uso?

1. **Limita notificaciones:** cuando estés trabajando en alguna tarea de concentración no tendrás estas interrupciones constantes de ruido o vibración que te dejan con la sensación de necesidad de revisar el celular. De esta manera evitarás distraerte y solo revisarás las notificaciones una vez que verdaderamente ==sea tu decisión==. No esperes que se vaya esa ansia de inmediato porque desafortunadamente ya tenemos la adicción y el hábito de levantar el celular en automático

CAPÍTULO 5. **SALUD COGNITIVA Y DESTREZA MENTAL**

buscando una nueva notificación, pero intenta romper poco a poco este patrón.

2. **Crea una zona libre de celular:** si tienes alguna tarea o quehacer, define un cuarto libre de celular, aunque sea mientras aplicas la técnica pomodoro (más adelante te cuento de qué se trata). Fuera de la vista hace que salga de la mente también. Otra táctica es poner un cronómetro para limitar su uso para que no te excedas, como nos pasa a muchos cuando nos damos cuenta de que llevamos una hora tonteando en el celular.

3. **Descarga aplicaciones que limiten el tiempo de uso:** a veces es necesario combatir el fuego con fuego. Algunos celulares y aplicaciones ayudan a abstenerse de tocar tu teléfono en un tiempo determinado. Una que me encanta es Forest o Focus Plant, que permite que una planta virtual vaya creciendo a medida que utilizas menos el celular. Al final es un sistema de recompensa, pues ver cómo crece la planta nos da dopamina, pero al menos esa dopamina viene desde un menor uso de celular.

2. CONCENTRACIÓN O ATENCIÓN

Dicho todo lo anterior, confieso que el celular es mi mayor debilidad y sí ha tenido impacto en mi capacidad de atención, de concentración e incluso en mis relaciones personales. De hecho hubo un momento en que pensé que había algo mal en mi cabeza, fui a consulta con una neuróloga porque sentía que mi cerebro no funcionaba como antes y que no recordaba las cosas. Tras múltiples pruebas y un largo interrogatorio nos dimos cuenta de que mi problema era de distracción. Cuando empecé a ser más consciente de eso dejé de olvidar tanto las cosas y pude regresar a mi concentración usual.

¿Qué podemos hacer para evitar el declive de nuestra concentración como me pasó a mí o incluso mejorarla?

La atención es la capacidad de mantener la concentración en tareas o estímulos específicos a lo largo del tiempo sin distraernos. Se puede definir como la habilidad que tenemos las personas para seleccionar, mantener o dirigir información relevante. Es un proceso cognitivo que permite orientarnos hacia aquellos estímulos que consideramos importantes, dándoles prioridad e ignorando los que no lo son.

Existen diferentes niveles o tipos de atención. Por ejemplo, puedes estar leyendo este libro sin mucho esfuerzo mental, pero sí requiriendo poner atención, o tal vez te ha pasado que estás leyendo, pero tu mente está en otro lado pensando, recordando o soñando y tienes que volver al párrafo donde se perdió tu atención. Pero también podemos tener destrezas que requieren mayor esfuerzo mental, como cuando hacemos matemáticas o jugamos ajedrez. Incluso cuando una persona está regando sus plantas puede estar muy presente haciendo únicamente eso en su mente sin necesariamente estar desafiando su atención.

CAPÍTULO 5. **SALUD COGNITIVA Y DESTREZA MENTAL**

Ahora, si de repente te preocupas por tu memoria porque se te olvidó el nombre de alguien que conociste en una fiesta puede ser más un tema de atención y no de memoria, porque podrías haber hablado con más personas, conocido mucha gente, y no prestaste la atención debida en el momento que te dijo su nombre. La falta de atención es la principal causa de dificultades en la memoria.

El cerebro es como un músculo y cada vez que tenemos un pensamiento una serie de neuronas se prenden y comunican entre ellas; mientras más tenemos ese pensamiento más fuerte se hace esta conexión, así que mientras más practiques la concentración, más fácil se volverá. Es como cuando tenemos tareas o actividades que requieren mayor esfuerzo mental, cuando dejamos de hacerlas nos cuesta más trabajo llevar a cabo el razonamiento o pensamiento, mientras que entre más las practicamos se vuelve más fácil porque el cerebro ya conoce perfectamente el camino de neuronas a utilizar. Recuerda cuando ibas en la escuela y te enseñaban matemáticas, mientras más ejercicios hacías más fácil se volvía. Lo mismo pasa memorizando. Así que, para tareas desafiantes o retadoras, la recomendación es práctica, práctica, práctica. Aunque aquí hay un truco que podemos aplicar, porque también sabemos que la capacidad en la mayoría de las personas para afrontar trabajos desafiantes alcanza su punto máximo a media mañana y a media tarde.

Como ya se dijo, algunos factores que han contribuido a la disminución en nuestra capacidad de atención son los celulares, las redes sociales, el internet, los flujos constantes de información y las notificaciones, que se convierten en constantes distracciones. También en redes sociales cada vez buscamos contenidos más breves, con mayores estímulos, mejor edición, lenguaje rápido, acostumbrando a nuestro cerebro a esperar novedades constantes, lo que hace que la atención sostenida sea aún más difícil de mantener. Esto se ha vuelto un reto para mí en mi creación de contenido, pues cada vez necesito hacer transiciones más rápidas, más movidas, con sonidos, etc., para que le vaya bien, porque noto cómo cada vez necesitamos mayor estímulo para mantener la atención en el celular. Pero aquí de nuevo entra en juego el factor del *multitasking* o la realización de varias tareas a la vez, el cual puede fragmentar la atención al igual que provocar niveles elevados de estrés o ansiedad y la falta de sueño, que a su vez afectan la concentración y reducen la capacidad de atención.

Algunas estrategias para mejorar la capacidad de atención son:

- ***Mindfulness o atención plena:*** como ya lo hablamos en el capítulo anterior, esta práctica implica prestar atención de manera consciente y deliberada al momento presente. Tiene sus raíces en la meditación budista, pero en las últimas décadas ha sido adaptada y popularizada en Occidente como una técnica para mejorar el bienestar mental y emocional. Desde entonces ha habido un gran interés en la investigación del *mindfulness* como constructo psicológico y como forma de intervención clínica. Es la estrategia que identifica al cerebro como un músculo que se entrena, pues entre más pongamos atención en una sola cosa —en el presente— nuestra concentración mejorará, y este hábito podrá ser trasladado a otras tareas.

- **Entorno de trabajo:** crea un entorno con mínimas distracciones, un lugar ordenado, con horarios específicos para uso de celular, revisar correo o usar aplicaciones y herramientas que puedan distraerte.
- **Gestión de tiempo:** existe una técnica que amo que se llama pomodoro, en la que se trabaja durante un periodo determinado, por ejemplo 25 minutos, seguido de un descanso de cinco minutos. Así puedes deshacerte de distracciones durante tu tiempo productivo y después disfrutar tu tiempo de descanso.
- **Descansos constantes:** tomar descansos cortos y regulares durante el tiempo de trabajo puede prevenir la fatiga mental y ayudar a mantener un mayor nivel de atención y productividad durante periodos más prolongados.
- **Tareas únicas:** céntrate en una tarea a la vez en lugar de intentar hacer varias actividades al mismo tiempo; esto ayudará a mejorar tu capacidad de atención, así como la calidad de tu trabajo.

- **Sueño adecuado:** garantizar un sueño suficiente y de calidad es crucial para mantener la atención y la salud cognitiva general (también tenemos todo un capítulo dedicado a uno de los grandes placeres en esta vida, que es dormir).

3. MULTITASKING

Me declaro víctima del *multitasking*. Y también víctima de olvidar y perder mis llaves más veces que una persona normal. ¿Qué estaba haciendo cada vez que eso me ha pasado? Probablemente hablando por teléfono en altavoz, mientras intentaba contestar mensajes de pacientes en WhatsApp, y al mismo tiempo preparándome para sacar a mi perrita Coyota a pasear. Es obvio que no podía prestar la atención debida a todo lo que estaba haciendo y por eso olvidé las llaves al salir. Así vivimos muchos, si no es que la mayoría de nosotros, bombardeados con notificaciones que queremos atender al instante y teniendo que estar presentes en el mundo real al mismo tiempo. ¿Qué tan seguido mandas mensajes o ves Instagram mientras estás en el tráfico, empiezas a hacer algo y luego cambias a otra cosa u olvidas lo que estabas haciendo? ¿Qué pensarías si te dijera que no somos buenos para el multitasking y que el multitasking no es bueno para nosotros?

Según los expertos, no es posible hacer dos cosas a la vez, a menos que una de ellas la podamos hacer sin pensar mucho. Recuerda cómo bajas el volumen de la música cuando te vas a estacionar, ni siquiera estás pensando en la música, pero necesitas esa concentración. A lo mejor algo que no requiera pensar mucho podría ser salir a caminar mientras platicamos con alguien, pero cualquier cosa que requiera mayor pensamiento o concentración no será lo ideal. Por lo general, cuando pensamos que estamos haciendo varias cosas a la vez, lo único que estamos haciendo es dividir y cambiar nuestra atención entre estas cosas. ==Pero cuando hacemos esto somos más lentos y menos precisos de lo que hubiéramos sido al concentrarnos en una única cosa==, y no solo eso. Algunos estudios han encontrado que el *multitasking* puede acelerar nuestro corazón, elevar nuestra presión arterial, provocar ansiedad, debilitar nuestro estado de ánimo e impactar negativamente en nuestra percepción del trabajo que estemos haciendo.

Así que empieza a observar cuántas veces a lo largo del día te encuentras haciendo varias cosas a la vez e intenta parar y dedicarte a hacer una sola para volver a entrenar tu mente y tu concentración. Verás cómo olvidarás menos las llaves, tendrás menos errores en tu trabajo y serás más eficiente en tus tiempos.

4. MEMORIA Y DEMENCIA

¿Qué pasa si olvidé dónde dejé mi cartera o no me puedo acordar qué desayuné hoy? La memoria es nuestra capacidad de almacenar, retener y recordar información. Pero tenemos varios tipos de memoria: la de corto plazo (que nos permite retener pequeñas cantidades de información brevemente) y la memoria a largo plazo (que nos permite almacenar información más relevante durante periodos prolongados).

Lo más importante que tienes que saber para tu tranquilidad es que si olvidas lo que comiste ayer, las llaves o el nombre de alguien que hacía tiempo no veías, no es un mal funcionamiento del cerebro. Tenemos tanta información cada día que el cerebro tiene que gestionar qué se queda en la memoria y qué no, así que no te asustes. Olvidar es una parte normal y necesaria de la función cerebral. Literalmente, lo que no es memorable, no se quedará en tu memoria, entonces si el huevo que desayunaste ayer no fue memorable porque es lo que desayunas todos los días, no te preocupes. Además, recuerda que tiene mucho que ver si estabas prestando atención o no, así que intenta ser más consciente y estar presente en tus acciones para que esto suceda con menos frecuencia. Mientras más actividades tenemos encima es más probable que olvides algo o no lo recuerdes.

La memoria a corto plazo retiene el contenido de tus pensamientos en ese momento, incluido lo que piensas hacer en los próximos segundos. Consiste básicamente en hacer algunos cálculos mentales. Pensar en lo que dirás a continuación en una conversación o caminar hacia el clóset para tomar una sombrilla antes de salir. Esta memoria se altera o se interrumpe con facilidad y depende

CAPÍTULO 5. **SALUD COGNITIVA Y DESTREZA MENTAL**

directamente de que prestes atención activa a los elementos que están en el archivo de "próximo paso a hacer" que tienes en mente. Si estás distraído es probable que te repitas "voy al clóset por la sombrilla, voy al clóset por la sombrilla", pero cualquier distracción (un pensamiento nuevo, un mensaje o una llamada) puede alterar la memoria a corto plazo. Nuestra capacidad para restaurar en automático el contenido de la memoria a corto plazo disminuye un poco cada década después de los 30 años, y a medida que llegamos a mayor edad, en específico a los 40 y 50 años, es una realidad que nuestra memoria experimenta un declive natural y puede verse aún más desafiada por el *multitasking* y todas las responsabilidades de la vida en esta etapa.

¿Cómo funciona la memoria a largo plazo? Cada vez que tenemos un pensamiento, una serie de neuronas se prenden y se comunican entre ellas. Mientras más tenemos ese pensamiento, más fuerte se hace la conexión y entonces pasa a memoria de largo plazo. O también puede ser una sola ocasión; si el evento ocurrido es suficientemente diferente o impactante (*memorable*, como decía antes) lo recordaremos. Por esta razón nos acordamos de eventos traumáticos o acontecimientos únicos, pero no podemos recordar lo que comimos ayer. Nuestra mente va filtrando.

Por otro lado, cada vez que aprendemos algo nuevo se forman nuevas conexiones en el cerebro, ya sea una nueva habilidad, un nuevo idioma o simplemente una memoria a largo plazo. Al aprender cosas nuevas, por simples que parezcan, la repetición de la memoria sigue siendo el mejor método para transformar la memoria de corto a largo plazo. Para hacer eso tenemos que volver a entrenar nuestra mente para concentrarnos en una tarea a la vez y repetirla, así la conexión neuronal cada vez se vuelve más fuerte. Pero si no volvemos al recuerdo o a dicho pensamiento es posible que se pierda, como nos pasa con la mayoría de las cosas que aprendimos en la escuela. Tal vez en su momento lo repetimos muchísimo, nos pareció interesantísimo y sacamos 10 en el examen, pero años después no lo recordamos porque nunca volvimos a pensar en cómo se llevaba a cabo la mitosis.

¿Por qué a medida que envejezco me cuesta más trabajo encontrar algunos recuerdos?

Tu cerebro se llena constantemente de recuerdos e información. A medida que envejecemos, los adultos mayores tienen que buscar entre más recuerdos que los adultos más jóvenes para encontrar el hecho o la información que buscan. No es que no puedan recordarlo, sino que hay mucha más información en donde buscar. Piénsalo como la memoria de una computadora. Cuando se llena se vuelve más lenta porque tiene demasiados archivos. Así que paciencia. Dale tiempo extra a tu cerebro para poder encontrar esa conexión neuronal, volver a prenderla y hacer que esa información regrese a tu memoria de corto plazo. Intenta no irte a Google a buscarlo al primer instante. De esta manera estarás entrenando a tu cerebro.

CAPÍTULO 5. **SALUD COGNITIVA Y DESTREZA MENTAL**

Hay muchos ejercicios de memoria que puedes integrar en la vida diaria. Por ejemplo, si vas al supermercado, en lugar de hacer una lista en tu celular intenta aprenderla de memoria; o sí, hazla en tu celular para no olvidar nada, pero cuando llegues a la tienda no saques en automático tu lista, primero intenta recordarla.

No quisiera dejar de lado las *red flags* en las que sí deberías consultar a tu médica. Por ejemplo, si alguien que te conoce te dice que ha cambiado significativamente tu capacidad de retención o muestras algunos signos tempranos de demencia, como no acordarte por dónde llegaste, problemas para calcular distancias o necesitas cada vez más notas recordatorias o alarmas para acordarte de ciertas cosas cuando antes podías hacerlo sin estas, entonces sí consulta a tu médica.

Ahora, es raro que una persona menor de 60 años presente síntomas de demencia, a menos que tenga antecedentes familiares. El riesgo de demencia es de 10% en personas de 65 años o más y se acerca a 50% a los 85 años. Pero no todo es malo, de hecho, algunos aspectos de la memoria mejoran a medida que envejecemos. Nuestra capacidad para extraer patrones, regularidades y hacer predicciones precisas mejora con el tiempo porque tenemos más experiencia. Si te hacen una radiografía, por ejemplo, podría ser mejor que la analice un radiólogo de 70 años y no uno de 30. El mayor notará de inmediato alguna irregularidad.

¿Qué podemos hacer para disminuir el riesgo de demencia? No quiero ser repetitiva, pero es necesario serlo porque tu estilo de vida ¡es todo! Una vez más, comer bien, una dieta mediterránea, dormir bien y por lo menos media hora de ejercicio cardiovascular diario pueden generar nuevas neuronas en el área del hipocampo del cerebro, que es una región fundamental para la memoria y ayuda a preservar nuestra salud cognitiva.

5. SUDOKU Y JUEGOS DE MEMORIA, ¿FUNCIONAN?

Muchas veces hemos escuchado el "úsalo o piérdelo" para decir que si dejas de usar algo, como tu elasticidad, músculos o memoria, estos se irán perdiendo. Y como el cerebro funciona de manera similar a un músculo, esto tiene sentido. A medida que envejecemos, cierto deterioro cerebral es esperado, pero como quizá has visto en tus abuelos y otras personas mayores, es extremadamente variable.

En un estudio publicado en el *New England Journal of Medicine* en 2003 estudiaron a 469 adultos mayores de 75 años que no tenían demencia al inicio de la investigación. Al controlar estadísticamente el nivel educativo, la presencia o ausencia de enfermedades médicas crónicas y el estado cognitivo inicial, aquellos individuos que tenían actividades cognitivas como leer, jugar juegos de mesa y tocar instrumentos musicales al menos dos veces por semana tenían significativamente menores riesgos de demencia.

CAPÍTULO 5. **SALUD COGNITIVA Y DESTREZA MENTAL**

La pérdida de capacidad mental puede causar gran preocupación en jóvenes y aún más en adultos mayores. Es por una de estas razones que recientemente se puso de moda el sudoku y otros juegos mentales que prometen mantener el *fitness* cerebral. Un estudio realizado en 2019 en Reino Unido encontró que los adultos de 50 años o más tienen mejor atención, razonamiento y memoria cuanto más frecuentemente resuelven juegos de este estilo o crucigramas. Según el estudio, las personas que juegan a números y acertijos de palabras cuentan con una función cerebral ocho años menor que su edad en lo que respecta a la memoria a corto plazo y 10 años menor que su edad en lo que respecta al razonamiento gramatical.

Suena muy emocionante y en su momento a todos nos dieron ganas de hacer sudokus, pero como todo, hay quienes no están de acuerdo. La mayoría de los científicos creen que estos juegos mentales pueden ayudarte a concentrarte durante un par de horas, pero no tendrán ningún efecto a largo plazo en tu cerebro. Según un equipo de investigadores escoceses cuyo estudio fue publicado en el *BMJ*, jugar sudoku o juegos mentales no tiene un impacto al reducir el riesgo de demencia. En este estudio se incluyeron 498 participantes que realizaron una prueba de inteligencia grupal cuando tenían 11 años. Esos registros los llevaba el Consejo Escocés de Investigación en Educación. Luego, cuando los participantes alcanzaron 64 años, fueron evaluados para el estudio actual y se les realizó un seguimiento varias veces más para determinar la memoria y el procesamiento mental durante los siguientes 15 años. Concluyeron que hacer este tipo de juegos no necesariamente actúa como preventivo, pero sí podrían dar una ventaja cognitiva. El estudio de estas estrategias ha sido difícil, ya que lo ideal sería encontrar personas con signos tempranos de deterioro cognitivo o demencia, involucrarlas en estudios y así poder ver el impacto que tienen estos en evitar que desarrollen demencia.

Aunque no existe evidencia contundente, los juegos de lógica y numéricos como el sudoku, los crucigramas y otros desafíos mentales son beneficiosos para el cerebro en varios aspectos, como mejorar la memoria de trabajo y a corto plazo, al recordar constantemente números, posiciones, palabras y definiciones. También fomentan el pensamiento lógico analítico, requieren atención sostenida y concentración para resolver los problemas correctamente, mejorando la capacidad para mantener el enfoque en una tarea. También requieren la capacidad de manejar múltiples pistas u opciones, fortaleciendo el control cognitivo y la flexibilidad mental. Al mismo tiempo pueden ayudar con la reducción del estrés al ser una actividad desafiante y absorbente que requiere toda la atención.

Así que aunque jugar juegos mentales como el sudoku podría no prevenir la demencia, se ha demostrado que desafiarse mentalmente con regularidad parece desarrollar la capacidad del cerebro para hacer frente a la enfermedad. Desde mi opinión profesional, no te los rece-

CAPÍTULO 5. **SALUD COGNITIVA Y DESTREZA MENTAL**

to, pero si te divierte hacerlos, sigue haciéndolos. Definitivamente no sobran. Si lo disfrutas, intenta dedicar tiempo regular a resolver sudokus, crucigramas o rompecabezas, alternando entre ellos y aumentando la dificultad cada vez. Si puedes hacerlo en equipo para agregar un componente social, ¡aún mejor!

6. NO DEJES DE APRENDER

Cada vez que aprendemos algo nuevo formamos nuevas conexiones en el cerebro, ya sea una nueva habilidad, como hacer cerámica, aprender un nuevo idioma o practicar algún deporte, como bailar o esquiar. Así que experimentar y aprender cosas nuevas es la mejor manera de mantener la mente joven, flexible y en crecimiento. El aprendizaje continuo a lo largo de la vida implica la búsqueda constante de conocimientos para el desarrollo personal o profesional y nos da muchísimos beneficios en varios aspectos, además del cognitivo. Estimula la capacidad del cerebro para adaptarse y reorganizarse, mejora el pensamiento crítico, la capacidad de razonamiento y la resolución de problemas, además de que puede mejorar la atención y concentración y de esta manera puede retrasar el deterioro cognitivo. Por ejemplo, los estudios sugieren que ser bilingüe puede retrasar la aparición de Alzheimer hasta cinco años. Investigadores en Toronto en 2023 descubrieron que entre las personas con demencia, las que eran bilingües desarrollaban síntomas cuatro años más tarde, en promedio, que las que no lo eran, y varios estudios publicados desde entonces han reportado hallazgos similares.

La edad a la que se aprende otro idioma parece ser menos importante que la frecuencia con la que se habla. El beneficio cognitivo es tener que inhibir tu lengua materna, algo que hace tu cerebro al intentar recordar las palabras correctas en otro idioma. Entonces, si usas mucho el segundo idioma, estás constantemente entrenando a tu cerebro. Este proceso se llama inhibición cognitiva y está relacionado con un mejor funcionamiento ejecutivo. En teoría, al mejorar este tipo de procesos, el cerebro se vuelve más resistente a los deterioros causados por enfermedades como la demencia. Se piensa que cuanto más fuertes sean nuestras facultades mentales, más tiempo podremos funcionar normalmente, incluso si la salud de nuestro cerebro comienza a deteriorarse.

Además de todos los beneficios para nuestra salud cerebral, adquirir nuevas habilidades y conocimientos nos puede abrir oportunidades de formar nuevas conexiones sociales o incluso laborales, así como salir de nuestra zona de confort nos puede inspirar a nuevas ideas o soluciones creativas. Es una excelente manera de mantener nuestro cerebro activo y a lo largo de la vida puede contribuir a un envejecimiento saludable al mantener la mente aguda y reducir el riesgo de deterioro cognitivo relacionado con la edad. Recuerda que tienes un solo cerebro para toda la vida, cuídalo.

CAPÍTULO 5. **SALUD COGNITIVA Y DESTREZA MENTAL**

○ TAKEAWAYS

1. Apaga las notificaciones y limita tu tiempo de celular.
2. Utiliza la técnica pomodoro: 25 minutos para trabajar sin distracciones y cinco minutos de descanso.
3. Evita el *multitasking* y mejor enfócate en una tarea a la vez. Serás más rápido y eficiente.
4. Sé paciente y date el tiempo de encontrar esa información que estás buscando en tu cerebro, así ejercitarás tu memoria.
5. Busca aprender un nuevo idioma o habilidad, estarás reforzando tu salud cognitiva.

Referencias

Bialystok, E., Craik, F. I., y Freedman, M. (2007). Bilingualism as a Protection against the Onset of Symptoms of Dementia. *Neuropsychologia, 45*(2), 459-464. https://doi.org/10.1016/j.neuropsychologia.2006.10.009

Dwyer, R. J., Kushlev, K., y Dunn, E. W. (2018). Smartphone use Undermines Enjoyment of Face-to-Face Social Interactions. *Journal of Experimental Social Psychology, 78*, 233-239. https://doi.org/10.1016/j.jesp.2017.10.007

Glass, A. L., y Kang, M. (2018). Dividing Attention in the Classroom Reduces Exam Performance. *Educational Psychology Review, 30*(3), 395-408. https://doi.org/10.1007/s10648-018-9446-0

Keng, S. L., Smoski, M. J., y Robins, C. J. (2011). Effects of Mindfulness on Psychological Health: A Review of Empirical Studies. *Clinical Psychology Review, 31*(6), 1041-1056.

https://doi.org/10.1016/j.cpr.2011.04.006

Mendez, M. F. (2023). Can Speaking More than one Language Help Prevent Alzheimer's Disease? *Journal of Alzheimer's Disease, 95*(2), 363-377. https://doi.org/10.3233/JAD-230285

Skowronek, J., Seifert, A., y Lindberg, S. (2023). The Mere Presence of a Smartphone Reduces Basal Attentional

CAPÍTULO 5. **SALUD COGNITIVA Y DESTREZA MENTAL**

Performance. *Scientific Reports*, 13, 9363. https://doi.org/10.1038/s41598-023-36256-4

Springer Nature (s. f.). Dividing Attention in the Classroom Reduces Exam Performance. *Educational Psychology Review*. https://link.springer.com/article/10.1007/s10648-018-9446-0

Staff, R. T., *et al.* (2018). Intellectual Engagement and Cognitive Ability in Later Life (the "Use it or Lose it" Conjecture): Longitudinal, Prospective Study. *BMJ*, 363, k4925. https://doi.org/10.1136/bmj.k4925

Staff, R., *et al.* (2023). Intellectual Engagement and Cognitive Ability in Later Life. *Mayo Clinic*. https://www.bmj.com/content/363/bmj.k4925

Thornton, B., *et al.* (2014). The Mere Presence of a Cell Phone may be Distracting: Implications for Attention and Task Performance. *Social Psychology*, 45(6), 479

https://doi.org/10.1027/1864-9335/a000216

Verghese, J., *et al.* (2003). Leisure Activities and the Risk of Dementia in the Elderly. *New England Journal of Medicine*, 348(25), 2508-2516. https://doi.org/10.1056/NEJMoa022252

Wetherell, M. A., y Carter, K. (2014). The Multitasking Framework: The Effects of Increasing Workload on Acute Psychobiological Stress Reactivity. *Stress and Health*, 30(2), 103-109. https://doi.org/10.1002/smi.2496

Capítulo 6

Sueño y descanso

Cuántas personas no se jactan de dormir poco, como si fuera un triunfo. Parecería que mientras más productivas y menos duermen más importantes son. Lo curioso es que todos amamos dormir y quisiéramos hacerlo sin parar.

La realidad es que a veces todos pasamos por alto el sueño, pero este desempeña un papel súper importante en el envejecimiento saludable. Un sueño reparador o de buena calidad de manera constante puede agregar varios años a la vida de una persona.

1. SUEÑO Y LONGEVIDAD

En un estudio publicado en la revista *Aging* en 2020, que evaluó a participantes del Estudio Nacional de Tendencias de Salud y Envejecimiento (NHATS, por sus siglas en inglés), los investigadores examinaron la relación entre la deficiencia de sueño y ciertas condiciones. Indagaron en particular la incidencia de demencia y la mortalidad por todas las causas durante cinco años en 2 812 participantes. Aquellos con menos de cinco horas de sueño tuvieron mayor incidencia de demencia y presentaron mayor mortalidad por todas las causas.

La muerte por todas las causas es un indicador que toma en cuenta el número total de muertes en una población específica, sin importar la causa, durante un periodo de tiempo determinado. Incluye todas las causas de muerte, ya sea por enfermedades, accidentes o causas naturales, entre otras, y se utiliza comúnmente en estudios de salud pública y epidemiología para evaluar el impacto general de la salud en una población. En este caso, la deficiencia de sueño nos puede afectar a nivel fisiológico y traernos enfermedades, pero también puede ponernos en riesgo de sufrir un accidente fatal.

Por si esta información no fuera lo bastante alarmante, en una revisión sistemática publicada en 2010 se evaluó precisamente la duración del sueño y la mortalidad por todas las causas en 16 estudios analizados que incluyó 1 382 999 participantes masculinos y femeninos con un rango de seguimiento de 4 a 25 años, y se encontró que

CAPÍTULO 6. **SUEÑO Y DESCANSO**

la duración corta del sueño (menor a siete horas) se asoció con 12% mayor riesgo de muerte. El lado positivo es que en un artículo publicado en 2024, en donde se analizó la regularidad del sueño (consistencia en la hora de dormir y en la de despertar), más allá del número de horas, se encontró que esta regularidad podría ser todavía más importante que las horas que pasamos dormidos. La mortalidad fue de 20 a 48% menos en personas con mayor regularidad en sus horarios de sueño, así como de 16 a 39% menor riesgo de mortalidad por cáncer y de 22 a 57% menor riesgo cardiometabólico.

Entonces, ¡muy importante!: dormir y despertar a la misma hora los más días posibles. En cuanto a duración, lo recomendado para adultos es entre siete y 10 horas diarias. Recordemos también que el sueño es especialmente importante para la salud del cerebro; un estudio de 2021 encontró que las personas que dormían menos de cinco horas por noche tenían el doble de riesgo de desarrollar demencia. Es bien conocido que un sueño de alta calidad es fundamental para nuestra salud general y nuestra reserva cognitiva.

Otro estudio de 2017 encontró que los adultos sanos de mediana edad que dormían mal, aunque fuera únicamente una noche, producían una gran cantidad de placas de beta amiloide, una de las características distintivas encontradas en el cerebro de personas con la enfermedad de Alzheimer. El beta amiloide es un compuesto proteico pegajoso que parece interrumpir la comunicación entre las neuronas y las células cerebrales y a medida que se acumula en el cerebro lleva a su muerte. Además, tras una semana de sueño interrumpido aumentó la cantidad de tau, otra proteína responsable de las placas asociadas con el Alzheimer y otras dos enfermedades llamadas demencia del lóbulo frontal y enfermedad de los cuerpos de Lewy. Otro estudio más de 2017, publicado en *Neurology*, comparó los marcadores de demencia en el líquido cefalorraquídeo (el líquido en nuestro cerebro y médula espinal) con problemas de sueño, y encontró que las personas que tenían problemas de sueño tenían más probabilidades de mostrar evidencia de daño a las células cerebrales e inflamación. Esto se mantuvo aun cuando se ajustaron otros factores como la depresión, la masa corporal, las enfermedades cardiovasculares y los medicamentos para dormir. Y en un estudio de 2021, publicado en *Nature Communications*, después de seguir a casi 8 000 personas durante 25 años, se encontró un riesgo de demencia de 22 a 24% mayor en personas que dormían seis horas o menos entre los 50 y 70 años.

Lo cierto es que existe una variabilidad individual en la cantidad de sueño que necesitamos, todos somos diferentes, pero de acuerdo con las guías de los CDC (Centers for Disease Control and Prevention), la mayoría de los adultos necesitan alrededor de siete a ocho horas de sueño de buena calidad por noche (buena calidad significa que durante este tiempo no existen interrupciones frecuentes y es realmente un sueño reparador).

La cantidad de sueño que cada persona necesita podría estar determinada por la genética. Existen estudios genéticos que han identificado variantes genéticas en algunas personas que naturalmente duermen seis horas o menos al día y parecen saludables y funcionan bien. Estas personas muestran menos deterioro en el rendimiento cuando se les priva de sueño. Pero no quiero que te jactes de ser uno de ellas, ya que la proporción en la población general de personas con estas variantes es baja, y si al no dormir tus horas tienes dificultad para mantenerte despierto y funcionar de manera adecuada, definitivamente no perteneces a ese grupo. Además, las horas diarias de sueño recomendadas que necesitas cambian a medida que envejeces. Los CDC cuentan con sugerencias específicas de horas de sueño dependiendo de la edad.

Grupo de edad	Edad	Sueño
Recién nacido	0-3 meses	14-17 horas
Lactante	4-12 meses	12-16 horas
Lactante	1-2 años	11-14 horas
Preescolar	3-5 años	10-13 horas
Escolar	6-12 años	9-12 horas
Adolescente	13-17 años	8-10 horas
Adulto	18-60 años	7 horas o más
Adulto	61-64 años	7-9 horas
Adulto	65 años o mayores	7-8 horas

Pero entonces ¿por qué vemos adultos mayores que duermen menos? ¿Te has dado cuenta de que a medida que envejeces tu sueño se ha vuelto peor?

Se sabe que la calidad del sueño se va reduciendo con la edad; los adultos mayores tienen más probabilidades de tardar más en conciliar el sueño, se despiertan con más frecuencia durante la noche y pasan más tiempo durmiendo siestas durante el día en comparación con los adultos más jóvenes. También pasan menos tiempo en un sueño profundo y reparador, mismo que ayuda al crecimiento y reparación de huesos y músculos, fortalece el sistema inmunológico y ayuda al cerebro a reorganizarse y consolidar los recuerdos. Al parecer esto está directamente relacionado con los niveles de melatonina que por lo común nos ayuda a dormir y que desempeñan un papel importante en los ciclos de sueño-vigilia, los cuales suelen empeorar con la edad.

En un estudio trascendental publicado en *Sleep* en 1995 los investigadores encuestaron a más de 9 000 personas de 65 años y encontraron que 57% de ellas reportaban al menos una queja sobre el sueño. También se ha detectado que hay más probabilidad en las mujeres que en los hombres de tener una peor calidad del sueño en general. Y por si fuera poco, el sueño en las mujeres comienza a empeorar más temprano en la vida, usualmente alrededor de la transición a la menopausia, que en general inicia entre los 45 y los 55 años, según el Instituto Nacional sobre el Envejecimiento.

Desafortunadamente aún no se entiende del todo por qué sucede esto, pero una explicación podría tener que ver con el envejecimiento del cerebro. Un estudio publicado en *Science* en 2022 descubrió que un grupo particular de neuronas responsables de la vigilia se estimulaba excesivamente en ratones de edad avanzada, alterando sus ciclos de sueño, lo cual también podría ocurrir en humanos. Además, también se ha descubierto que ==el núcleo supraquiasmático, otra región del cerebro que regula los ritmos circadianos del cuerpo, se deteriora en los ratones con la edad==. Esto provoca trastornos del sueño, incluida la dificultad para conciliar el sueño a horas regulares.

En la vejez también es normal que se experimenten cambios en el estilo de vida, como cuando las personas se jubilan: sus días se vuelven menos estructurados y rutinarios y es posible que se despierten más tarde o tomen una siesta durante el día, lo que puede dificultar conciliar el sueño por la noche, creando un círculo vicioso.

La buena noticia es que los mismos hábitos que mejoran el sueño de las personas en general pueden ayudar también a los adultos mayores con patrones de sueño cambiantes. ==Acostarse y despertarse a la misma hora todos los días, evitar las siestas y la cafeína al final de la tarde==, seguir una dieta saludable y hacer ejercicio con regularidad ayudarán a tener un mejor sueño.

Otra realidad es que existen los cronotipos, que son patrones individuales que tenemos para dormir y despertar según los ritmos circadianos y que se encuentran ==determinados por nuestra genética, edad y estilo de vida==.

Seguramente conoces personas que despiertan solas y son súper activas por la mañana, u otras que, por el contrario, su hora del día más productiva es por la noche, y por más que lo intenten no pueden dormirse ni despertarse temprano. Existen cuatro cronotipos, de acuerdo con la Sleep Foundation:

1. León

El cronotipo del león es el madrugador. Estas personas suelen despertarse temprano y son más productivas por la mañana, pero pueden tener más problemas para mantenerse despiertas por la noche, las típicas que casi pueden quedarse dormidas en una reunión social a las 10 de la noche. Alrededor de 15% de las personas pertenece a este cronotipo.

2. Oso

Este cronotipo está representado por alrededor de 55% de la población. Las personas con este cronotipo intermedio tienden a seguir al sol, se despiertan tras el amanecer y les funcionan bien los horarios de oficina tradicionales.

3. Lobo

El cronotipo del lobo es equivalente al clásico noctámbulo o búho y se cree que aproximadamente 15% de la población pertenece a él. Son más productivos y creativos por la tarde o noche.

4. Delfín

Se basa en la capacidad de los delfines reales de mantenerse alerta incluso mientras duermen. Los "delfines" humanos se describen mejor como aquellos que padecen insomnio y representan 10% de la población.

El cronotipo no debería influir en el tiempo total de sueño. Aunque si entras a trabajar temprano y eres un lobo o un delfín es probable que no alcances tus siete horas porque no pudiste dormirte lo suficientemente temprano. Los científicos consideran que es muy difícil cambiar de manera intencional tu cronotipo, aunque puede modificarse a lo largo de tu vida. Por regla general, la mayoría de los niños tiene un cronotipo temprano. En la adolescencia el cronotipo retrocede, lo que lleva al típico adolescente a desvelarse y que sea difícil despertarlo o que duerma hasta las 11 o 12 del día. Luego, el cronotipo cambia gradualmente cada vez más temprano al entrar en la edad adulta, como lo mencioné antes.

Ahora, si eres lobo y necesitas levantarte más temprano por el trabajo, los estudios han descubierto que la luz de la mañana puede mejorar tu ritmo circadiano, lo que ayudará a tu cuerpo a adaptarse a un horario más temprano. Lo ideal será que dejes las cortinas abiertas para que entre la luz de la mañana, esto hará que te despiertes más fácil, e intenta mantener el mismo horario para dormir y despertar todos los días. Esto puede ser útil para comenzar a cambiar tu reloj interno.

VIVIR MÁS EMPIEZA **HOY**

Independientemente de tu cronotipo, lo importante es que no tengas deficiencia de sueño. Si de repente sientes que te falta sueño, pero no estás seguro del impacto que esto tiene o si deberías buscar ayuda profesional, puedes hacer esta escala de somnolencia de Epworth:

Valora las situaciones asociadas a la somnolencia:

Sentado y leyendo

Sin posibilidad de adormecerse (0 puntos)
Ligera posibilidad de adormecerse (1 punto)
Posibilidad moderada de adormecerse (2 puntos)
Posibilidad alta de adormecerse (3 puntos)

Viendo la televisión

Sin posibilidad de adormecerse (0 puntos)
Ligera posibilidad de adormecerse (1 punto)
Posibilidad moderada de adormecerse (2 puntos)
Posibilidad alta de adormecerse (3 puntos)

Sentado inactivo en un lugar público

Sin posibilidad de adormecerse (0 puntos)
Ligera posibilidad de adormecerse (1 punto)
Posibilidad moderada de adormecerse (2 puntos)
Posibilidad alta de adormecerse (3 puntos)

CAPÍTULO 6. **SUEÑO Y DESCANSO**

Sentado durante una hora como pasajero en un coche

Sin posibilidad de adormecerse (0 puntos)
Ligera posibilidad de adormecerse (1 punto)
Posibilidad moderada de adormecerse (2 puntos)
Posibilidad alta de adormecerse (3 puntos)

Tumbado por la tarde para descansar

Sin posibilidad de adormecerse (0 puntos)
Ligera posibilidad de adormecerse (1 punto)
Posibilidad moderada de adormecerse (2 puntos)
Posibilidad alta de adormecerse (3 puntos)

Sentado y hablando con otra persona

Sin posibilidad de adormecerse (0 puntos)
Ligera posibilidad de adormecerse (1 punto)
Posibilidad moderada de adormecerse (2 puntos)
Posibilidad alta de adormecerse (3 puntos)

Sentado tranquilamente después de una comida (sin consumo de alcohol en la comida)

Sin posibilidad de adormecerse (0 puntos)
Ligera posibilidad de adormecerse (1 punto)
Posibilidad moderada de adormecerse (2 puntos)
Posibilidad alta de adormecerse (3 puntos)

Sentado en un coche, detenido durante unos pocos minutos por un atasco

> Sin posibilidad de adormecerse (0 puntos)
> Ligera posibilidad de adormecerse (1 punto)
> Posibilidad moderada de adormecerse (2 puntos)
> Posibilidad alta de adormecerse (3 puntos)

Al final suma los puntos y estos serán tus resultados:

1-6 puntos:	Sueño normal
7-8 puntos:	Somnolencia media
9-24 puntos:	Somnolencia anómala (posiblemente patológica)

En cuanto a la calidad de sueño, algunos signos de mala calidad son problemas para conciliar el sueño, despertares repetidos o sentirte cansado o somnoliento a pesar de haber dormido suficientes horas.

2. ¿QUÉ ES EL SUEÑO?

Antes de seguir, entremos en materia...

Los seres humanos estamos "programados" para dormir durante la noche y estar activos durante el día. La regulación del sueño puede explicarse con un modelo simple de dos procesos y entenderlos es útil para determinar estrategias para mejorarla o adaptarla a tu estilo de vida, sobre todo, por ejemplo, si trabajas de noche. Estos dos procesos son el impulso homeostático de sueño y los ritmos circadianos. Estos componentes interactúan para determinar la hora a la que nos vamos a dormir y la hora a la que nos despertamos, así como la estabilidad de las funciones neurocognitivas en vigilia (por ejemplo, qué tan bien nos sentimos cuando estamos despiertos).

Presión del sueño: impulso homeostático del sueño

La presión o ganas para dormir (impulso homeostático del sueño) se acumula en nuestro cuerpo a medida que aumenta el tiempo que pasamos despiertos. Es esa sensación de somnolencia que se vuelve más fuerte cuanto más tiempo permanecemos despiertos y disminuye durante el sueño, alcanzando un mínimo después de una noche completa de sueño de buena calidad. Lo típico cuando te desvelas, que sientes la necesidad inminente de ir a dormir; si has hecho guardias en el hospital, sabes perfectamente a qué me refiero. El proceso homeostático comienza nuevamente después de un buen sueño y luego de que despertamos. La línea discontinua en la figura representa aumentos potenciales en la presión para dormir que continuarán aumentando si no nos dormimos. Por eso si estamos en una fiesta y dan las 12, la una o las dos cada vez sentimos más ese sueño y sensación de necesidad de dormir.

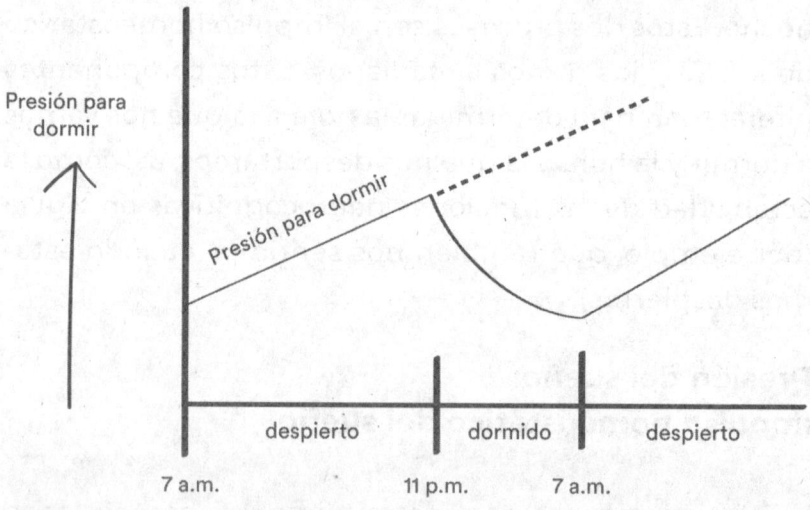

Esta presión de sueño puede ser mayor o menor dependiendo de las circunstancias. Por ejemplo, cuando estamos enfermos la activación de ciertos mediadores inmunológicos provoca somnolencia, y el sueño, a su vez, nos ayudará a combatir dicha infección. También experiencias cognitivamente estimulantes o exigentes (como los viajes) y experiencias físicamente demandantes podrían aumentar aún más la presión del sueño. Como resultado, nuestro sueño puede ser más largo y profundo después de esas experiencias.

Cuando no dormimos lo suficiente acumulamos una "deuda de sueño". En ese caso te sientes somnoliento y necesitarás dormir para "pagar" esta deuda o recuperarte.

CAPÍTULO 6. **SUEÑO Y DESCANSO**

Aunque esto te pueda hacer sentir mejor a corto plazo, en realidad ==las horas de sueño perdidas no podrán ser recuperadas en términos de salud==. Por ejemplo, si necesitas dormir ocho horas, pero solo dormiste seis, tendrás una deuda de sueño de dos horas ese día. Lo ideal es mantener baja la deuda de sueño y dormir las horas necesarias la mayor cantidad de días posible. Si dormiste seis horas un día, intenta recuperarlas al día siguiente. Date más tiempo para dormir 10 horas, por ejemplo. Como te decía, en realidad no podemos recuperar las horas perdidas en sueño, pero el cuerpo tiene su propia manera de compensarlas, aunque no sea en tiempo; por ejemplo, podremos dormir más con más profundidad para saldar esa deuda. Si vives con fatiga y somnolencia de manera constante esto podría reflejar precisamente una acumulación de deuda de sueño.

¿Qué pasa si voy acumulando deuda de sueño toda la semana y el fin de semana quiero dormir 20 horas?

Aunque tu nivel de somnolencia puede volver a la normalidad después de uno o dos días de sueño de recuperación, ==tu rendimiento neurocognitivo aún puede ser inferior al promedio==, por lo que es importante dormir lo suficiente de forma regular y constante, en lugar de episódicamente.

Ritmos circadianos

El segundo proceso en el sueño son los ritmos circadianos, un ciclo de 24 horas que sigue nuestro cuerpo de sueño-vigilia que se reinicia todos los días. Estos son ciclos impulsados internamente a través de procesos bioquímicos, fisiológicos y conductuales de los seres vivos que suben y bajan a lo largo del día. Existen numerosos osciladores circadianos periféricos (relojes) en todo el cuerpo humano que impulsan estos ritmos, pero uno de los más importantes o el central es el hipotálamo. Este controla la sincronización de los demás que dependen principalmente de la luz, pero también de la hora de alimentación para que trabajen juntos

Los ritmos circadianos promueven la somnolencia antes de la hora habitual de acostarnos, ayudan a iniciar el sueño y comienzan a promover la vigilia (estado de despierto) antes de la hora habitual de despertarnos por la mañana. Estos tienen un ritmo de 24 horas estructurado internamente y que se reinicia todos los días mediante señales de sincronización externas para mantener el ciclo en 24 horas. Aquí algo súper importante para su función es el ciclo de luz-oscuridad, siendo el sol la señal más fuerte. Otros factores que influyen son el ejercicio y la melatonina, pero no hay nada como la luz solar. La luz ingresa al ojo (incluso a través de los párpados cerrados durante el sueño) y señala al marcapasos la hora de despertarse, de realizar actividad y la hora de dormir.

El marcapasos circadiano es más sensible a la luz por la mañana y por la noche, tanto que la luz en estos momentos tiene efectos opuestos. A las personas que tienen un horario regular (que duermen por la noche) la luz brillante del atardecer les provoca un retraso de fase (les da sueño más tarde y se despiertan más tarde). La luz brillante de la mañana provoca un avance de fase (tener sueño más temprano en la noche y despertarse más temprano en la mañana).

¿Qué pasa si me expongo a luz por la noche?

Se ha estimado que exponernos a luz horas antes o después de nuestra hora de acostarnos puede retrasar el sistema circadiano aproximadamente dos horas por día, siendo la luz azul la que tiene mayor impacto en los ritmos circadianos. La luz blanca está compuesta de ondas de colores de luz visible que van del violeta al azul, verde, amarillo, naranja y rojo. Exponer los ojos a la luz azul (o luz blanca, que incluye la luz proveniente de luces fluorescentes led y de pantallas electrónicas como televisión, laptop o celular) durante periodos sensibles activa los fotorreceptores en la retina que envían una señal para suprimir la melatonina (que normalmente nos ayuda a dormir) y así cambia los ritmos circadianos. Es por esto que la exposición a estas pantallas iluminadas por la noche puede dificultar la conciliación del sueño o llevarnos a despertar demasiado temprano. Así que si tienes problemas para dormir, sí o sí debes evitar estas luces durante ese periodo sensible de dos horas antes de dormir. Es decir, hay que dejar de ver el celular en la cama; lo mismo si te despiertas a media noche, por favor no te dirijas la luz del celular a la cara.

Además del sueño y la vigilia, este marcapasos marca el ritmo de numerosos ritmos circadianos que regulan procesos fisiológicos y conductuales, como los relacionados con las hormonas, la temperatura corporal, la digestión y el metabolismo, por lo que cuando te desvelas o viajas y cambias el horario drásticamente puedes experimentar alteraciones en tu apetito, tener frío u otras manifestaciones. Dormir a la misma hora cada noche ayuda a mantener este equilibrio.

Ya entendí los procesos que regulan nuestro sueño, pero ¿qué pasa cuando dormimos?

Tenemos dos fases principales: el sueño REM (siglas en inglés para movimientos oculares rápidos) y el sueño no REM. Los ciclos de estos dos procesos se repiten varias veces a lo largo de la noche, y cada fase tiene un papel específico en la restauración del cuerpo y del cerebro.

Fases del sueño no REM

El sueño no REM consta de tres fases, en las que progresivamente el cuerpo se relaja y las funciones corporales se ralentizan.

1. **Fase 1 (transición)**: Esta es la fase de transición entre la vigilia y el sueño. Dura unos minutos y es muy ligera. Los músculos se relajan, la respiración se hace más lenta y la actividad cerebral empieza a disminuir. Es fácil despertar a la persona en esta fase y es cuando puede experimentar movimientos involuntarios (como sacudidas o sensación de caída, que es completamente normal).
2. **Fase 2 (sueño ligero)**: La frecuencia cardiaca y la temperatura corporal disminuyen y la persona se sumerge en un sueño más profundo. El cerebro muestra patrones de ondas específicas llamadas "husos de sueño" y "complejos K", que ayudan a bloquear los estímulos externos, lo que contribuye a mantener el sueño. Esta fase dura alrededor de 20 a 25 minutos por ciclo y es fundamental para la consolidación de la memoria.
3. **Fase 3 (sueño profundo o de ondas lentas)**: Es la fase más profunda del sueño no REM, en ella es difícil despertar a la persona. Aquí, el cuerpo se regenera y repara, ya que es donde se liberan más hormonas de crecimiento. Esta fase es crucial para la recuperación física y para que el sistema inmunológico se fortalezca. Durante la noche, esta fase se hace más corta en cada ciclo.

Fase del sueño REM

4. **Fase REM (sueño de movimientos oculares rápidos)**: El sueño REM se caracteriza por una alta

actividad cerebral similar a la vigilia, movimientos oculares rápidos y atonía muscular (relajación profunda de los músculos) y es la fase en la que ocurre la mayoría de los sueños. Aquí se consolidan las experiencias emocionales y los recuerdos a largo plazo. La primera fase REM suele durar unos 10 minutos, pero se alarga en cada ciclo y puede llegar a durar hasta 60 minutos al final de la noche.

Cada ciclo de sueño (no REM y REM) dura aproximadamente 90 minutos y se repite de cuatro a seis veces durante la noche. Durante las primeras horas predominan las fases de sueño profundo, mientras que en la segunda mitad de la noche se alarga el sueño REM. Este patrón, además de ser vital para la restauración física, también lo es para la mental.

3. EFECTOS DEL SUEÑO

==El sueño es un proceso fundamental en el que nuestro cuerpo y cerebro pasan por una serie de fases para restablecer y optimizar su funcionamiento.== Durante el sueño profundo liberamos hormonas de crecimiento que ayudan en la reparación y crecimiento de tejidos musculares y óseos. Así que, si haces ejercicio y buscas esa hipertrofia, el sueño y el descanso, como lo mencioné previamente, van a ser igual de importantes que tu rutina de entrenamiento.

CAPÍTULO 6. **SUEÑO Y DESCANSO**

Tener un sueño adecuado, de acuerdo con los CDC, te ayudará a enfermarte menos, mantener un peso estable, reducir el estrés, mejorar tu humor, tu salud cardiaca y el metabolismo, así como aminorar el riesgo de condiciones crónicas, como diabetes tipo 2, enfermedad cardiovascular, hipertensión arterial y evento vascular cerebral, además de disminuir riesgos de accidentes en coche o de motor y mejorar tu atención y memoria para realizar actividades diarias. ¡Cuántas funciones tiene el sueño! De verdad hay que cuidarlo.

En la fase de sueño REM el cerebro procesa y organiza la información que hemos adquirido durante el día. Esta fase ayuda en la consolidación de la memoria y el aprendizaje. Durante el sueño el cerebro activa un sistema de "drenaje" llamado sistema glinfático (sí, no es el mismo que el linfático), que elimina toxinas y desechos acumulados, incluyendo proteínas como la beta amiloide, asociada con enfermedades neurodegenerativas que ya comenté que se acumulan cuando no dormimos bien.

Además, durante el sueño regulamos nuestras hormonas asociadas al hambre, como la leptina (que inhibe el apetito) y la grelina (que lo estimula). Dormir poco puede desequilibrar estas hormonas, aumentando el apetito y el riesgo de ganar peso. El nivel de cortisol (hormona del estrés) también se regula, permitiendo que sus niveles desciendan, preparándonos para enfrentar estrés al día siguiente.

Estas funciones demuestran lo crucial que es el sueño para la salud en general, porque una privación o una mala calidad de sueño puede afectar nuestras funciones cognitivas, inmunes y metabólicas a corto y largo plazo.

4. Y ¿EL *SNOOZE*?

Suena la alarma, es hora de levantarte, pero estás muy cansado y la cama es muy cómoda, así que presionas el botón para repetir más tarde. A los minutos vuelve a sonar y la vuelves a posponer. Te tengo una mala noticia: esos 20 o 30 minutos extra no te benefician mucho.

Para la mayoría, la alarma suena en un momento en el que probablemente estemos en el sueño REM (el que se alarga más hacia el final del sueño), una de las etapas más reparadoras del sueño, pero una vez que se interrumpe el sueño REM no se regresa inmediatamente a la misma etapa. Así que esos minutos adicionales después de la alarma no son muy reparadores e incluso te puede costar más trabajo levantarte.

Aunque lo ideal es despertarnos con la luz del sol, no es un privilegio del que muchos gocemos y tenemos que poner alarma. Al poner alarma estás estableciendo un tiempo artificial para despertarte que no está sincronizado con el ritmo de tu cuerpo y con los ciclos de sueño, por lo que muy probablemente la alarma suene en sueño REM o durante un ciclo de sueño más profundo.

Existen algunas aplicaciones de seguimiento del sueño, como SleepScore, que monitorean tus ciclos de sueño y te despiertan en un momento óptimo dentro de un rango programado (por ejemplo, durante el sueño ligero de la etapa 1 no REM), aumentando así tus posibilidades de despertarte sintiéndote renovado y listo para el día.

También podrías intentar una alarma con un sonido más suave, pues si te suena terrible una chicharra es más probable que la apagues de inmediato, mientras que un sonido suave incluso te podría despertar poco a poco. La otra cosa es que si constantemente te encuentras presionando el botón de *snooze* y terminas levantándote 20-30 minutos después de la primera vez que sonó tu alarma, ¿por qué no mejor pones tu alarma 20-30 minutos más tarde? Así podrás continuar tu ciclo de sueño ininterrumpido y ahora sí cuando suene no tendrás otra opción más que pararte, porque si no, se te puede hacer tarde. Como en todo, mientras más practiques levantarte a la primera que suene tu alarma, más fácil será. Inténtalo y ve cómo mejora la energía en tu día.

5. SIESTAS, ¿BUENAS O MALAS?

Como espero que ya te hayas dado cuenta, no soy fan de categorizar en bueno o malo, blanco o negro, así que ni una ni la otra. Ahí te va el porqué.

Hay varias poblaciones en el mundo conocidas por sus siestas regulares como parte de su estilo de vida, que también destacan por tener una alta longevidad y buena salud en la vejez. Las siestas, bien "gestionadas", parecen contribuir, junto con otros factores, a tu esperanza de vida y bienestar.

En países mediterráneos, sobre todo en España y Grecia, la siesta es una práctica cultural, aunque en algunas zonas urbanas se ha reducido debido a los horarios laborales modernos. Estudios realizados en Grecia, en específico en la isla de Ikaria, que forma parte de las zonas azules, regiones conocidas por una alta longevidad que mencionamos en el primer capítulo, han demostrado que la siesta es común entre sus habitantes. Algunas investigaciones han encontrado que las siestas regulares, especialmente las de corta duración, pueden reducir el riesgo de enfermedades cardiacas. Un estudio observacional en Grecia encontró que las personas que tomaban siestas tenían menor riesgo de morir por problemas cardiovasculares, posiblemente porque las siestas ayudan a reducir el estrés y mejorar la regulación cardiovascular.

En Okinawa, Japón, otra zona azul, es común ver a personas mayores tomar pequeñas siestas durante el día. Aunque no siempre es una siesta formal, los japoneses valoran el descanso corto y suelen tomarse *power naps* en el lugar de trabajo o en espacios públicos, lo que se considera normal.

Aunque la siesta puede ofrecer beneficios significativos para la salud, su relación con la longevidad es compleja y depende también de otros hábitos. En estudios de salud, los efectos positivos de las siestas se potencian cuando van acompañadas de otros factores saludables como una alimentación balanceada o mediterránea, actividad física, vínculos sociales y estrés bajo.

CAPÍTULO 6. **SUEÑO Y DESCANSO**

Si eres como yo, no hay nada mejor que el café para despertar por la mañana, pero a medida que avanza el día los niveles de energía van disminuyendo, ¿te tomas otro café o te tomas una siesta? Parece que es ==mejor la idea de tomar una siesta==. Dormir una siesta puede ayudarte a pensar con más claridad, reaccionar más rápido, mejorar tu estado de ánimo y mejorar tu memoria.

El mejor momento para hacerlo es entre seis y ocho horas después de despertarte por la mañana, acorde a investigaciones realizadas por la doctora Sara Mednick. Existe una "caída circadiana natural" desde temprano hasta media tarde porque los niveles de la hormona del estrés (cortisol) y otras señales que nos ayudan a mantenernos alerta comienzan a disminuir en ese momento. ==Lo ideal es que sea de 20 minutos.==

Un estudio publicado en *Science Advances* en 2021 encontró que entrar en la etapa más ligera del sueño (la primera parte del sueño no REM que mencioné antes, llamado N1), ese momento donde la mente divaga como si estuviera en un sueño, incluso por un minuto, generaba más creatividad y una mejor resolución de problemas. Después de 20 a 30 minutos, entras en etapas de sueño más profundas y despertarte puede sentirse muy retador. Ahí es cuando ya perdiste (las personas que dicen que no se pueden tomar una siesta porque terminan dormidas toda la tarde ¡pongan la alarma!).

Pero aun poniendo alarma, si una siesta de 20 minutos te deja atontado, puede significar que tu deficiencia de sueño es tan grave que tu cerebro rápidamente se sumerge en un sueño profundo. En ese caso, la recomendación sería evitarla y dormir por la noche o, si tienes tiempo, te podrías beneficiar de una siesta de 90 minutos, que permite un ciclo de sueño más completo y reparador.

A algunas personas les cuesta despertarse de las siestas y no parecen beneficiarse tanto de ellas, así que nuevamente, todos somos diferentes, toma lo que más y mejor te funcione.

¿Cuándo evitar las siestas?

Si tienes insomnio o dificultades para dormir de noche, una siesta larga puede dificultar conciliar el sueño a la hora habitual. Tomar siesta en la tarde o noche podría interferir con el ritmo circadiano y provocar problemas para dormir por la noche.

6. CÓMO MEJORAR TU SUEÑO

Existen muchos desórdenes de sueño, entre los más comunes se encuentran el insomnio, el síndrome de piernas inquietas, la narcolepsia (se quedan dormidos en cualquier momento) y la apnea del sueño. Todos ellos requieren de atención por un profesional de la salud. Ahora, si lo que tienes es mala calidad de sueño o quieres mejorar tus hábitos, te dejo algunas recomendaciones:

CAPÍTULO 6. **SUEÑO Y DESCANSO**

1. Intenta dormir y despertar a la misma hora cada día.
2. Si cambias de horario no olvides exponerte a luz solar por la mañana para activar tu ciclo circadiano.
3. Evita usar dispositivos electrónicos al menos 30 minutos antes de dormir.
4. Mantén tu habitación como un espacio relajado, silencioso y con una temperatura fresca.
5. Evita comidas abundantes o alcohol antes de dormir.
6. Evita cafeína por la tarde y noche.
7. Haz actividad física y mantén una alimentación saludable.
8. Evita hacer ejercicio por la tarde o noche.
9. Mantén un diario de sueño (asegúrate de que incluya tu hora de dormir, hora de despertar, si tomaste siesta, hiciste ejercicio, ingeriste alcohol, cafeína o medicamentos y cómo te sientes a lo largo del día).

Ya intenté todo eso, pero no logro dormir bien, ¿qué debo hacer?

Antes de recomendarte un suplemento, debes visitar a tu médica. Dicho esto, ahora es momento de hablar acerca de los más utilizados: la melatonina y el magnesio.

La mayoría de la gente piensa que la melatonina es una ayuda natural para dormir, algo así como el té de manzanilla en forma de pastillas, pero ¿qué es?

La melatonina es una hormona natural producida principalmente por una glándula en el cerebro llamada glándula pineal, cuya principal función es regular el ciclo de sueño-vigilia del cuerpo, el ciclo circadiano del que hablábamos en un inicio. Unas horas antes de nuestra hora natural de dormir, cuando afuera comienza a oscurecer y la luz que normalmente ingresa a nuestra retina se desvanece, esta glándula se enciende para liberar melatonina. Normalmente aumenta en la oscuridad y disminuye con la luz, lo que ayuda a inducir el sueño por la noche. A medida que aumentan los niveles de melatonina, disminuyen los de cortisol, la hormona del estrés, la respiración se hace más lenta y pronto empieza el sueño.

Si tomas melatonina a la mitad del día es muy probable que no tenga el mismo efecto que una hora antes de dormir porque no es un somnífero. La melatonina actúa más como un regulador del sueño, apagando las funciones diurnas y activando las funciones nocturnas. Entonces, tomar un suplemento de melatonina es como tomar una dosis de puesta de sol, engañando a tu cuerpo para que sienta que es de noche. No te hace dormir más, sino que le dice al cuerpo que es hora de dormir.

En un análisis publicado en 2013 en *PLOS One*, que combinó resultados de 19 estudios, se encontró que las personas que tomaban suplementos de melatonina dormían siete minutos más pronto y aumentaban el tiempo total de sueño en ocho minutos; también se mejoraba la calidad del sueño. Puede que no parezca mucho, pero hubo una variación individual importante, por lo que no hay garantía de que la melatonina funcione para todos.

==Si estás pensando en tomar melatonina, siempre consulta a tu médica o a un especialista en sueño para saber si no existe alguna condición de salud subyacente que deba ser tratada porque está alterando el sueño.== La ansiedad puede causar insomnio, al igual que muchas otras dolencias potencialmente graves ya mencionadas, como la apnea del sueño, el síndrome de piernas inquietas o trastornos del estado de ánimo, como la depresión, que pueden requerir tratamiento médico. Si la tomas, presta atención al día siguiente, si te sientes atontado o lento es probable que la dosis haya sido demasiado alta.

Por otro lado, la melatonina puede ser una gran aliada para el *jet lag*, en cuyo caso es recomendable tomarla si viajas al este y tu viaje es de noche. Se recomienda una primera toma con el viaje y después al llegar las primeras dos o tres noches 30 minutos o una hora antes de tu hora de dormir para ajustarte al horario. Si viajas al oeste habría que tomarla una vez que llegas a tu destino, 30 minutos o una hora antes de tu hora de dormir.

Recuerda que su uso siempre debe ser supervisado, ya que el exceso de melatonina puede causar efectos secundarios, como somnolencia excesiva o alteraciones en los ciclos de sueño.

Ahora también escuchamos muchísimo del magnesio...

El magnesio, un mineral abundante en el cuerpo, desempeña un papel fundamental en muchas funciones fisiológicas. Ayuda a respaldar la salud inmunológica, la regulación del azúcar en la sangre y la función nerviosa y muscular. Algunos científicos sospechan que las deficiencias de magnesio pueden contribuir a la falta de sueño al alterar las señales nerviosas y los niveles de hormonas que inducen el sueño, como la melatonina. Pero la mayoría de las personas tiene niveles suficientes de magnesio, ya que el mineral es fácil de obtener si se sigue una dieta relativamente saludable.

Se encuentra en una gran variedad de alimentos vegetales y animales, como nueces, verduras, semillas, frijoles, yogurt y pescado. Aunque muchas personas no alcanzan la ingesta diaria recomendada, las verdaderas deficiencias de magnesio son raras.

A lo largo de los años, los estudios han analizado si la suplementación con este mineral puede mejorar el sueño. La mayoría de los estudios han sido pequeños o han estado mal diseñados, lo que dificulta sacar conclusiones firmes. Hasta el momento la evidencia contundente para inducir el sueño es escasa, pero muchos concluimos que se puede tomar en forma suplementaria para ciertas alteraciones del sueño, como las causadas por el síndrome de piernas inquietas.

En un estudio publicado en 2012 los investigadores reclutaron a 46 adultos mayores con insomnio crónico y los dividieron en dos grupos. A uno se le asignó tomar 500 miligramos de magnesio todos los días durante ocho semanas y al otro se le administró un placebo. Al final del estudio los investigadores encontraron que, en comparación con el grupo de placebo, las personas que tomaban magnesio tenían más probabilidades de reportar mejoras en medidas "subjetivas" de insomnio, como la rapidez con la que se dormían cada noche y su descanso, pero no existió ninguna diferencia en el tiempo total de sueño.

Este fue un estudio relativamente pequeño, pero una revisión sistemática y metaanálisis publicado en 2021 concluyó que generalmente los estudios proporcionaban evidencia de baja a muy baja calidad. Para lo único que sí se tiene mayor evidencia de beneficio de la suplementación con magnesio es en relación con el síndrome de piernas inquietas.

En general, el magnesio parece tener efectos secundarios mínimos y es poco probable que tomar dosis bajas cause mucho daño. Así que volvemos a lo mismo: ¡todos somos diferentes! Siempre les digo a los pacientes que pueden intentarlo y ver si les ayuda; si es así, ya encontramos una solución; si no, pues al menos se intentó.

No se te olvide siempre consultar a tu médica, muchas personas pueden tener algún problema de salud subyacente y están buscando una pastilla para tapar el problema cuando lo importante es abordar el mismo. Recuerda que tienes un solo cuerpo para toda la vida, cuídalo.

◯ TAKEAWAYS

1. Si tienes insomnio o la falta de sueño afecta tu vida diaria, visita a tu médica.
2. Intenta mantener tus horarios de dormir y despertar constantes.
3. Intenta dormir de siete a ocho horas diarias.
4. Evita estimulantes o cafeína por la tarde.
5. No presiones el botón de *snooze* y ¡levántate!

Referencias

Centers for Disease Control and Prevention. (n.d.-a). *About sleep* https://www.cdc.gov/sleep/about/index.html

Centers for Disease Control and Prevention. (2020). *Work hour training for nurses: Long hours module 2*, lesson 8 https://www.cdc.gov/niosh/work-hour-training-for-nurses/longhours/mod2/08.html

Foley, D. J., Monjan, A. A., Brown, S. L., Simonsick, E. M., Wallace, R. B., & Blazer, D. G. (1995). Sleep complaints among elderly persons: An epidemiologic study of three communities. *Sleep*, 18(6), 425-432 https://doi.org/10.1093/sleep/18.6.425

Jones, S. E., Lane, J. M., Wood, A. R., et al. (2019). Genome-wide association analyses of chronotype in 697,828 individuals provides insights into circadian rhythms. *Nature Communications*, 10, 343 https://doi.org/10.1038/s41467-018-08259-7

Kopustinskiene, D. M., & Bernatoniene, J. (2021). Molecular mechanisms of melatonin-mediated cell protection and signaling in health and disease. *Pharmaceutics*, 13(2), 129 https://doi.org/10.3390/pharmaceutics13020129

Lacaux, C., et al. (2021). Sleep onset is a creative sweet spot. *Science Advances*, 7, eabj5866 https://doi.org/10.1126/sciadv.abj5866

Li, S.-B., et al. (2022). Hyperexcitable arousal circuits drive sleep instability during aging. *Science, 375*, eabh3021 https://doi.org/10.1126/science.abh3021

Pizza, F., Moghadam, K. K., Vandi, S., Detto, S., Poli, F., Mignot, E., Ferri, R., & Plazzi, G. (2013). Daytime continuous polysomnography predicts MSLT results in hypersomnias of central origin. *Journal of Sleep Research, 22*(1), 32–40 https://doi.org/10.1111/j.1365-2869.2012.01032.x

Pellegrino, R., Kavakli, I. H., Goel, N., Cardinale, C. J., Dinges, D. F., Kuna, S. T., Maislin, G., Van Dongen, H. P., Tufik, S., Hogenesch, J. B., Hakonarson, H., & Pack, A. I. (2014). A novel BHLHE41 variant is associated with short sleep and resistance to sleep deprivation in humans. *Sleep, 37*(8), 1327–1336 https://doi.org/10.5665/sleep.3924

Robbins, R., Quan, S. F., Weaver, M. D., Bormes, G., Barger, L. K., & Czeisler, C. A. (2021). Examining sleep deficiency and disturbance and their risk for incident dementia and all-cause mortality in older adults across 5 years in the United States. *Aging (Albany NY), 13*, 3254–3268 https://doi.org/10.18632/aging.202591

Sabia, S., Fayosse, A., Dumurgier, J., et al. (2021). Association of sleep duration in middle and old age with incidence of dementia. *Nature Communications, 12*, 2289 https://doi.org/10.1038/s41467-021-22354-2

Sprecher, K. E., Koscik, R. L., Carlsson, C. M., Zetterberg, H., Blennow, K., Okonkwo, O. C., Sager, M. A., Asthana, S., Johnson, S. C., Benca, R. M., & Bendlin, B. B. (2017). Poor sleep is associated with CSF biomarkers of amyloid pathology in cognitively normal adults. *Neurology, 89*(5), 445-453 https://doi.org/10.1212/WNL.0000000000004171

Talib, W. H., Alsayed, A. R., Abuawad, A., Daoud, S., & Mahmod, A. I. (2021). Melatonin in cancer treatment: Current knowledge and future opportunities. *Molecules, 26*(9), 2506 https://doi.org/10.3390/molecules26092506

Wrasidlo, W., Tsigelny, I. F., Price, D. L., Dutta, G., Rockenstein, E., Schwarz, T. C., Ledolter, K., Bonhaus, D., Paulino, A., Eleuteri, S., Skjevik, Å. A., Kouznetsova, V. L., Spencer, B., Desplats, P., Gonzalez-Ruelas, T., Trejo-Morales, M., Overk, C. R., Winter, S., Zhu, C., ... Masliah, E. (2016). A de novo compound targeting α-synuclein improves deficits in models of Parkinson's disease. *Brain, 139*(12), 3217–3236 https://doi.org/10.1093/brain/aww238

Windred, D. P., Burns, A. C., Lane, J. M., Saxena, R., Rutter, M. K., Cain, S. W., & Phillips, A. J. K. (2024). Sleep regularity is a stronger predictor of mortality risk than sleep duration: A prospective cohort study. *Sleep, 47*(1), zsad253 https://doi.org/10.1093/sleep/zsad253

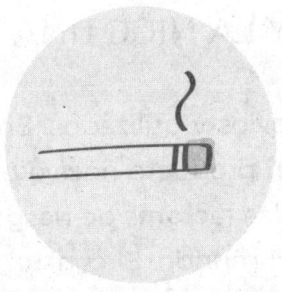

Capítulo 7

Sustancias y hábitos nocivos

Nunca falta quien en algún momento te advierte del uso de sustancias químicas, pero ¿adivina qué? Todo a nuestro alrededor son químicos, desde cosas tan comunes como el agua o la sal, porque los químicos son cualquier sustancia compuesta de materia con una estructura química definida. Existen tanto los naturales como los creados artificialmente en laboratorios. En la vida cotidiana interactuamos constantemente con ellos, desde el aire que respiramos hasta en los productos de limpieza, los alimentos, los cosméticos y mucho más. La clave es identificar cuáles son realmente nocivos y para eso estamos aquí. Empecemos.

1. EL TABACO Y LA NICOTINA

Primero los más obvios y utilizados. En primer lugar el cigarro tradicional, un producto nocivo bien conocido como uno de los principales factores de riesgo de enfermedades y muerte en todo el mundo. El consumo de tabaco afecta prácticamente a todos los órganos del cuerpo y aumenta significativamente el riesgo de diversas condiciones de salud como infarto, accidente cerebrovascular, enfermedad pulmonar obstructiva crónica, asma, cánceres de pulmón, de boca, de lengua, de garganta, de esófago y de vejiga. Además, aumenta los riesgos de disfunción eréctil, de pérdida gestacional o de bajo peso de bebés al nacer y muchas más. Es tan nocivo que podría escribir un libro completo sobre sus efectos, pero mejor te dejo las estadísticas más importantes que sí o sí tienes que saber por si todavía fumas.

1. Los fumadores tienen más probabilidades de desarrollar cáncer que los no fumadores, especialmente cáncer de pulmón, garganta y boca. De hecho, 90% de los casos de cáncer de pulmón son causados por fumar.
2. Los fumadores tienen de dos a cuatro veces más riesgo de infarto que los no fumadores y tienen tres veces más riesgo de morir por causa cardiovascular.
3. Tienen una tasa de mortalidad aproximadamente 70% más alta que la de los no fumadores.

CAPÍTULO 7. **SUSTANCIAS Y HÁBITOS NOCIVOS**

El riesgo de muerte prematura aumenta con la cantidad que se fuma.

4. Por cada 10 personas que dejan de fumar a los 65 años, al menos ocho de ellas ganan años de vida en comparación con quienes siguen fumando.
5. El humo de segunda mano, es decir quienes no fuman directamente, pero aspiran el humo del cigarro de otros, incrementa el riesgo de cáncer de pulmón de 20 a 30% que en personas no expuestas.

Ahora te dejo un listado de los químicos que puedes ingerir en el humo del tabaco y otros lugares donde comúnmente se encuentran para que sepas realmente qué te estás fumando:

- Acetona: se encuentra en el quitaesmalte. Ácido acético: un ingrediente del tinte para el cabello.
- Amoniaco: un limpiador doméstico común.
- Arsénico: utilizado en veneno para ratas.
- Benceno: se encuentra en el cemento de caucho y la gasolina.
- Butano: utilizado en líquido para encendedores.
- Cadmio: componente activo del ácido de batería. Monóxido de carbono: liberado en los gases de escape de los automóviles.
- Formaldehído: líquido de embalsamamiento.
- Hexamina: se encuentra en el líquido para en-

cendedores de asadores de carne. Plomo: utilizado en baterías.
- Naftalina: un ingrediente de las bolas de naftalina. Metanol: un componente principal del combustible para cohetes.
- Nicotina: utilizada como insecticida.
- Alquitrán: material para pavimentar carreteras.
- Tolueno: utilizado para fabricar pintura.

De terror, ¿no?

Ahora piensa, ¿cuándo en tu sano juicio consumirías estos químicos? ¿Te imaginas lo nocivos que resultan para tu cuerpo?

Ahora es el turno del *vape*...

En los últimos años se popularizó el vapeo o el uso de cigarros electrónicos que principalmente están enganchando a los jóvenes. Aunque su uso inició bajo el fundamento de que eran menos tóxicos que los cigarros tradicionales e incluso la FDA (Food and Drug Administration de Estados Unidos) comunicó que podrían "beneficiar a los fumadores adultos adictos al cambiar a estos productos", los cigarros electrónicos resultaron ser altamente adictivos debido a su contenido de nicotina. Por lo mismo, el comunicado de la FDA y su aprobación fueron polémicos y aún falta investigación para saber si los productos electrónicos en realidad ayudan a los fumadores adultos a dejar de fumar; en los estudios publicados hasta ahora encontramos resultados mixtos o no concluyentes.

Por ejemplo, un estudio publicado en 2021 en *JAMA Network Open* no encontró evidencia de que cambiar a los cigarros electrónicos previniera la recaída en el tabaquismo, incluso, aquellos que lograban dejar el cigarro tenían 8.5% mayor riesgo de volver al tabaquismo que los que habían retirado la nicotina por completo.

Pero el *vaping* sí es más seguro que los cigarros normales, ¿no?

Ningún producto de tabaco, incluidos los cigarros electrónicos, es seguro. Sí es verdad que los *vapes* o cigarros electrónicos pueden tener beneficios relativos a los cigarros tradicionales, como el hecho de que los cigarros tradicionales contienen más de 600 ingredientes que ante la combustión supuestamente crean más de 7 000 sustancias químicas, de las cuales al menos 69 son cancerígenas conocidas, de acuerdo con la Asociación Americana del Pulmón.

Al no generar combustión, el vapeo evita muchas de las sustancias dañinas asociadas al humo del tabaco y los cigarros electrónicos suelen contener menos compuestos tóxicos, pero no están libres de sustancias potencialmente dañinas ya que el líquido del vapeo puede incluir nicotina, diacetilo (asociado con daño pulmonar) y metales pesados liberados por los componentes del dispositivo. Además, es común que con el *vape* no se tenga claridad de la cantidad inhalada e incluso hace que el uso sea más frecuente que el cigarro tradicional.

Algo muy importante a mencionar es que existe una nueva enfermedad relacionada con el vapeo llamada lesión pulmonar asociada al vapeo (EVALI, por sus siglas en inglés) que afecta a personas jóvenes. Se relaciona con la inhalación de sustancias tóxicas como el acetato de vitamina E y sus síntomas incluyen dificultad para respirar, tos y dolor en el pecho, entre otras. Puede llegar a ser grave e incluso llevar a la muerte.

Así que, aunque el vapeo puede ser menos dañino que los cigarros tradicionales, en especial para fumadores que buscan dejar de fumar, no es completamente seguro y ==no debería ser considerado una alternativa libre de riesgos==. Los cigarros electrónicos incluso podrían tener sus propios efectos nocivos sobre la salud que aún no hemos descubierto, pues por tratarse de una práctica reciente todavía no sabemos cómo los recibe el cuerpo ni cuáles podrían ser sus efectos o complicaciones a largo plazo.

¿Quieres dejar de fumar? Primero que nada, te felicito y aplaudo por dar ese gran paso. Y para que te termines de decidir y hacerlo ya te quiero contar un poco acerca de los beneficios que experimentarás cuando dejes de hacerlo.

==Los beneficios de dejar de fumar comienzan 20 minutos después del último cigarro.==

Cuanto antes una persona deja de fumar, más rápido reduce su riesgo de cáncer, enfermedades cardiacas, pulmonares y otras afecciones relacionadas con el tabaquismo. Tan solo *20 minutos* después de que una persona fuma el último cigarro, el ritmo cardiaco desciende y

CAPÍTULO 7. **SUSTANCIAS Y HÁBITOS NOCIVOS**

comienza a volver a la normalidad, la presión arterial baja y la circulación puede empezar a mejorar. *Después de 12 horas* el cuerpo elimina por sí solo el exceso de monóxido de carbono procedente de los cigarros. El nivel de esa sustancia vuelve a la normalidad y se incrementan los niveles de oxígeno en el cuerpo. *Después de un día* el riesgo de sufrir un infarto comienza a disminuir, la presión arterial de una persona empieza a bajar y los niveles de oxígeno aumentan todavía más. Tan solo *dos días después* de dejar de fumar, una persona puede notar un sentido del olfato intensificado y sabores más vívidos a medida que estos nervios sanan. *Tres días después* de dejar de fumar los bronquios comienzan a relajarse y puede que percibas que es más fácil respirar. Después de aproximadamente *dos semanas* la circulación sanguínea comienza a mejorar. La sangre puede bombear a través del corazón y los músculos de forma más fácil. La función pulmonar de una persona también comienza a mejorar. En *un mes* la tos y la dificultad para respirar disminuyen. Las estructuras parecidas a pelos llamadas cilios que expulsan la mucosidad de los pulmones recuperan su función típica, lo cual aumenta su capacidad para manejar la mucosidad, limpiar los pulmones y reducir el riesgo de infección de una persona. Entre *tres y nueve meses después* de dejar de fumar la función pulmonar de una persona aumenta 10%. Esto mejora cualquier tos, sibilancia o problema respiratorio. *Después de un año* de no fumar el riesgo de sufrir un infarto se reduce a la mitad en comparación con una persona que fuma. *Después de cinco años* el riesgo de que una persona padezca los cánceres de los que hablábamos arriba, esofágico y de vejiga, se reduce a la mitad. En particular, el riesgo de una persona de sufrir cáncer de cuello uterino y accidente cerebrovascular vuelve a ser el de alguien que no fuma. *Tras 10 años* el riesgo de desarrollar y morir a causa de cáncer de pulmón se reduce a aproximadamente la mitad que el de una persona que fuma. Y después de 15 años de dejar de fumar el riesgo de sufrir una enfermedad coronaria se acerca al de alguien que no fuma. Así que aquí está tu señal para dejar de fumar hoy.

Sí quiero dejar de fumar, pero ¿cómo le hago?

Muchas personas intentan dejar de fumar solo con fuerza de voluntad, pero desafortunadamente es mucho más difícil que eso. Aunque hay personas que sí lo logran a la primera y de tajo, no es lo más común, así que si lo estás pensando lo ideal es prepararte para hacerlo con la ayuda adecuada. La clave está en no rendirte y probar diferentes estrategias hasta encontrar la que funcione para ti.

Puedes elegir la fecha para dejar de fumar y en este tiempo previo prepararte haciendo una lista de las razones por las cuales buscas dejar de fumar (por ejemplo, tu salud, vivir más para ver a tus hijos, ahorrar dinero, etc.). Identifica detonantes para fumar y haz una estrategia para evitarlos. Por ejemplo, si fumabas cuando te daba ansiedad cámbialo por un poco de ejercicio o por escribir tus sentimientos. Busca apoyo y cuéntales a tus amigos de tus círculos cercanos y frecuentes tu decisión de dejar el cigarro. Considera un tratamiento con tu médica, como sustitutos de nicotina o medicamentos recetados y terapia. Es normal que en el proceso se te antoje, afortunadamente estos antojos suelen durar entre cinco y 10 minutos, así que planea tus tácticas para no caer cuando eso pase.

¡Importantísimo! Recuerda celebrar tus logros (cada día sin fumar es todo un logro) y ser compasivo si tienes recaídas, ¡son muy comunes! No te castigues, mejor analiza qué ocurrió para mejorar tu estrategia por si hay tentación en otra ocasión. Recuerda que el camino de cualquier sanación no es lineal y la mayoría de las personas necesita varios intentos antes de dejar el cigarro definitivamente. Estás invirtiendo en ti y en tu salud del futuro.

2. ALCOHOL

Estamos tan acostumbrados a tomar alcohol de manera social que se nos olvida (o no nos queremos acordar) que es un cancerígeno conocido y nocivo en muchos aspectos. El alcohol está catalogado como carcinógeno del grupo 1, de acuerdo con la Agencia Internacional para la Investigación del Cáncer (IARC) de la Organización Mundial de la Salud (OMS), ya que cuenta con la capacidad para dañar directamente el ADN.

Cuando el cuerpo metaboliza el alcohol, lo convierte en acetaldehído, un compuesto tóxico y altamente cancerígeno que dificulta la reparación celular y aumenta la tasa de mutación. También genera radicales libres al ser metabolizado, estos son moléculas inestables que causan daño a las células y al ADN, contribuyendo a la formación de tumores. Su consumo crónico puede causar inflamación prolongada en tejidos como el hígado, que con el tiempo puede conducir a cirrosis y cáncer hepático. El consumo de alcohol está relacionado con un mayor riesgo de al menos siete tipos de cáncer. Aunque el riesgo es mayor en los bebedores crónicos, incluso un consumo moderado aumenta el riesgo de ciertos cánceres, como el de mama y el colorrectal.

En las últimas décadas, los adultos menores de 50 años han estado desarrollando cáncer de mama y cáncer colorrectal a tasas cada vez más altas, y según la Asociación Estadounidense para la Investigación del Cáncer el consumo de alcohol parecería ser uno de los principales factores de esta tendencia. De hecho, alrededor de 5.4% de los cánceres en Estados Unidos se atribuye al consumo de alcohol.

Incluso cuando las tasas generales de mortalidad por cáncer han disminuido, la incidencia general de varios cánceres ha aumentado inexplicable y alarmantemente entre los adultos más jóvenes, donde ocurren con frecuencia los cánceres del sistema gastrointestinal, como el cáncer de colon o colorrectal. Los factores que han llevado al aumento del cáncer colorrectal de aparición temprana aún no se comprenden bien, pero muchos estudios han demostrado que el consumo frecuente y regular de

CAPÍTULO 7. **SUSTANCIAS Y HÁBITOS NOCIVOS**

==alcohol en la edad adulta temprana y media se asocia con un mayor riesgo de cáncer de colon y recto en la vejez.== El aumento del consumo de alcohol en la edad adulta media o tardía también empeora el riesgo.

Además del efecto del alcohol que comenté previamente sobre el ADN, el alcohol tiene efectos adversos sobre el microbioma (el conjunto de microorganismos en nuestro cuerpo), lo que podría desempeñar un papel en el crecimiento y la propagación de los cánceres. Además, puede elevar los niveles de estrógeno, un factor de riesgo conocido que podría ser responsable del incremento en diagnósticos de cáncer de mama en las mujeres.

Antes los expertos solíamos pensar que cantidades bajas o moderadas de alcohol, por ejemplo de vino tinto, eran buenas para la salud. Esa suposición se basó en investigaciones que mostraban que las personas que bebían con moderación vivían más que aquellas que se abstenían o bebían en exceso. Pero el beneficio de longevidad desaparecía a partir de alrededor de dos tragos al día para las mujeres y tres tragos al día para los hombres. Los estudios que concluían que existían beneficios en el consumo del alcohol de manera moderada no estaban de lo mejor diseñados, pues muchas personas incluidas en el estudio que se abstenían de beber alcohol lo hacían porque tenían problemas de salud, mientras que las personas que bebían moderadamente tenían más probabilidades de tener hábitos de vida saludables. La realidad es que es muy difícil medir de manera independiente el impacto del consumo de alcohol en la salud. Para ello, se requeriría tener una población con características de salud y dietas similares.

Recientemente se han acumulado investigaciones que desacreditan la idea de que beber con moderación es bueno para la salud. En 2023 un importante metaanálisis que reexaminó 107 estudios hechos durante 40 años llegó a la conclusión de que ==ninguna cantidad de alcohol mejora la salud;== y en 2022 otro estudio encontró que consumir incluso una pequeña cantidad conllevaba cierto riesgo para la salud del corazón. Ese mismo año, en *Nature* se publicó una investigación en la que el consumo moderado de alcohol se asociaba con una especie de contracción del cerebro, un fenómeno normalmente relacionado con el envejecimiento.

Las recomendaciones actuales incluyen no consumir más de una bebida al día porque, repito, ==no existe ninguna cantidad de alcohol que beneficie a la salud.==

Entonces una copa al día, ¿no es sano?

Lamento decirte que la evidencia de que beber vino tinto en particular —o alcohol en general— puede ayudar a evitar enfermedades cardiacas es bastante débil. Todas las investigaciones que demuestran que las personas que beben cantidades moderadas de alcohol tienen tasas más bajas de enfermedades cardiacas son observacionales. Estos estudios no pueden probar causa y efecto, solo asociaciones, y como lo mencioné antes: ==no se ajustan a las diferentes variables.==

CAPÍTULO 7. **SUSTANCIAS Y HÁBITOS NOCIVOS**

En 2024 se publicó un gran estudio que siguió a más de 135 000 adultos mayores británicos durante más de 10 años, donde se encontró que las personas que bebían poco o moderadamente no obtuvieron el beneficio de una reducción de las enfermedades cardiovasculares en comparación con los tomadores esporádicos. Pero sí se presentaron más muertes por cáncer que entre los bebedores esporádicos.

Ahora, el consumo moderado de alcohol (un trago al día para mujeres sanas y dos tragos al día para hombres sanos) se considera seguro en general. Pero hasta la fecha los efectos del alcohol sobre la salud nunca se han probado en un ensayo aleatorio a largo plazo. También es más probable que las personas que beben vino lo hagan como parte de un patrón saludable, como beber una o dos copas con una buena comida. Esos hábitos, más que su elección de alcohol, podrían explicar su salud cardiovascular.

Pero el vino tiene antioxidantes, ¿no?

Sí, el vino tinto contiene resveratrol, un gran antioxidante encontrado naturalmente en cacahuates, pistaches, uvas y moras azules, así que no es necesario tomarte la copa de vino. Y aun así, en un estudio de 2014 publicado en *JAMA Network* realizado en adultos mayores que vivían en la región italiana de Chianti, cuyas dietas eran naturalmente ricas en resveratrol, no se encontró ningún vínculo entre los niveles de este antioxidante y las tasas de enfermedad cardiovascular, cáncer o muerte. En cuanto a la dieta mediterránea, es imposible saber si el vino tinto es una parte importante de longevidad, parecería tener mayor peso el alto consumo de alimentos de origen vegetal.

Si te gusta el vino tinto o el alcohol, tal vez el vino tinto sea tu mejor opción. Solo debes asegurarte de limitarlo a cantidades moderadas; como te decía, no existe una cantidad de alcohol completamente segura para la salud, ya que incluso pequeñas cantidades pueden aumentar el riesgo de ciertas enfermedades. Sin embargo, las recomendaciones de consumo moderado se basan en minimizar los riesgos a corto y largo plazos y la OMS sugiere un máximo de una bebida estándar por día en mujeres y dos en hombres.

¿Qué es una bebida estándar?

Una bebida estándar contiene aproximadamente 14 gramos de alcohol puro. Esto equivale a:

- 355 ml (12 oz) de cerveza (5% de alcohol).
- 148 ml (5 oz) de vino (12% de alcohol).
- 44 ml (1.5 oz) de licor destilado (40% de alcohol).

Y ¿qué pasa si no tomo diario pero los fines de semana sí me emborracho?

Aunque pueda parecer menos dañino que beber a diario, el *binge drinking* puede tener serios efectos en la salud,

CAPÍTULO 7. **SUSTANCIAS Y HÁBITOS NOCIVOS**

como mayor riesgo de accidentes, caídas y violencia, además del estrés sobre el hígado con riesgo de intoxicación por alcohol, el cual puede ser mortal.

Y ni hablemos de la cruda. Esta se da en gran medida porque el alcohol es un diurético que provoca la pérdida de líquidos y electrolitos, como sodio y potasio. Además, el alcohol se convierte en acetaldehído, que es tóxico para el cuerpo y, aunque el hígado lo procesa rápidamente, si bebes demasiado, se acumula, causando inflamación en órganos como el cerebro y el tracto digestivo.

A largo plazo, tomar en grandes cantidades, aunque no sea diario, puede elevar la presión arterial y aumentar el riesgo de arritmias, además de llevar a enfermedades como hígado graso o cirrosis. También puede afectar la memoria y las funciones cognitivas, en especial en personas jóvenes.

Aunque parezca menos grave que tomar a diario, el patrón de emborracharse cada fin de semana no es saludable. Te invitaría a limitar estas ocasiones y a que, si lo haces, intentes alternar con agua para mantenerte hidratado y espaciar el consumo. Si sientes que te cuesta trabajo dejar de tomar o has notado que tomas en exceso es sumamente importante que lo consultes con un profesional de la salud.

Y, por supuesto, en esta sección no puedo dejar de mencionar que no existe una cantidad segura de alcohol en el embarazo. No, ni una copita. El consumo de alcohol en el embarazo se ha asociado con trastornos de neurodesarrollo, así como leucemia en la infancia, así que si hay algo que está en nuestras manos para que los bebés tengan el mejor pronóstico posible, nos tenemos que aguantar las ganas de esa copita durante nueve meses.

Ahora, aunque lo ideal es que no consumamos alcohol, tampoco es necesario que lo suspendas por completo para mejorar tu salud. Incluso reducir un poco tu consumo puede ser beneficioso, sobre todo si bebes por arriba de los límites recomendados mencionados antes: *un trago diario para las mujeres y dos para los hombres*. Incluso si tomas menos que esto, te beneficiarás si lo reduces aún más. La recomendación general podría ser: toma menos para vivir más.

3. CANCERÍGENOS

Ya platicamos del tabaco y alcohol como cancerígenos conocidos, pero existen muchísimos más. Se calcula que 40% de todos los casos de cáncer está asociado con factores de riesgo modificables, entre los cuales los principales son el alcohol, el tabaco, nuestra alimentación y el peso, el sedentarismo, la exposición a radiación uv y contaminantes. La encargada de evaluar todos los cancerígenos es la Agencia Internacional para la Investigación del Cáncer (IARC, por sus siglas en inglés), una entidad especializada de la OMS. Su principal objetivo es coordinar y llevar a cabo investigaciones sobre las causas del cáncer y los mecanismos involucrados en su desarrollo, así como evaluar los riesgos carcinogénicos de la expo-

CAPÍTULO 7. **SUSTANCIAS Y HÁBITOS NOCIVOS**

sición a diferentes sustancias o productos químicos y a ambientes contaminados para determinar su potencial de causar cáncer en humanos. La IARC clasifica los carcinógenos en cinco grupos:

- Grupo 1: Carcinógeno para los humanos (evidencia suficiente).
- Grupo 2A: Probablemente carcinógeno para los humanos (evidencia limitada en humanos, pero suficiente en animales).
- Grupo 2B: Posiblemente carcinógeno para los humanos (evidencia limitada en humanos y animales).
- Grupo 3: No clasificable como carcinógeno para los humanos (evidencia insuficiente).
- Grupo 4: Probablemente no carcinógeno para los humanos.

Clasificaciones de Carcinógenos

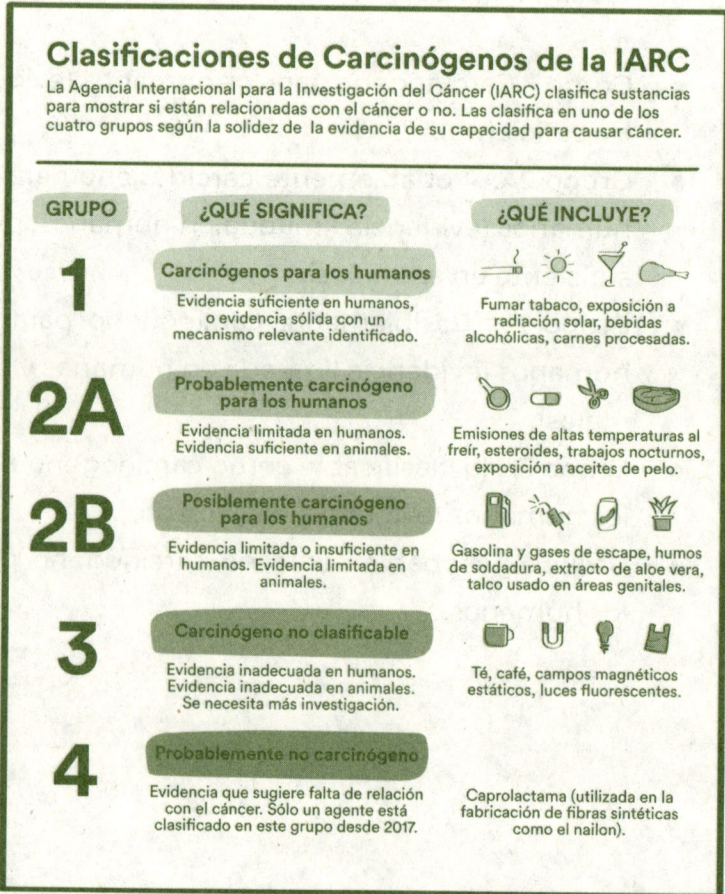

En el primer capítulo mencionamos el origen del cáncer, el cual se desarrolla a partir de células que sufren mutaciones en genes que le ayudan a dividirse más rápido, huir del sistema inmune o invadir tejidos; se ha calculado que se requieren entre cuatro y 10 mutaciones clave en genes específicos para que una célula normal se convierta en cancerosa. Por lo tanto, los agentes cancerígenos son aquellos que suelen causar mutaciones y dañar directamente el ADN.

Otro mecanismo que tienen los agentes cancerígenos es que promueven una respuesta inflamatoria persistente que de igual forma produce radicales libres que dañan el ADN aumentando la tasa de mutación. Pueden también tener capacidad de interferir con el sistema inmunológico, inhabilitándolo para detectar y eliminar células dañadas o precancerosas o también pueden alterar el equilibrio hormonal, favoreciendo el crecimiento celular descontrolado en tejidos sensibles a hormonas como el de mama o próstata.

La recomendación aquí sería evitar al máximo posible los agentes del grupo 1, como alcohol, tabaco, carnes procesadas (salchichas, tocino, jamones), asbesto, benceno, formaldehído, plomo, radiación UV, radiación ionizante, virus de papiloma humano y hepatitis B y C. Es importante decir que no todos los elementos incluidos en este grupo implican el mismo nivel de riesgo por exposición. Por ejemplo, fumar tabaco es mucho más peligroso que consumir carnes procesadas ocasionalmente, la intensidad, duración y tipo de exposición determinan el nivel de riesgo. En cuanto a aquellos agentes en el grupo 2, como esteroides, productos y tintes de pelo y carne roja, te diría que lo mejor es intentar limitar la exposición innecesaria en lo que se determina su cancerigenicidad.

4. TÓXICOS COMUNES (PFAS, MICROPLÁSTICOS, FTALATOS Y BISFENOLES)

Si no has escuchado antes de los PFAS, BPA y ftalatos, este es tu momento para volverte un *freak* de todo a lo que estamos expuestos todo el tiempo. No quiero que enloquezcas aprendiendo esto, pero sí creo fielmente que debemos ser conscientes de todo lo que metemos a nuestro cuerpo y las potenciales implicaciones que cada sustancia tiene para que puedas tomar mejores decisiones e idealmente limitar la exposición dentro de lo posible.

Los ftalatos, BPA y PFAS son preocupantes por diferentes razones, cada uno pertenece a una familia química distinta, que afectan la salud y el medio ambiente de maneras diferentes. Te explico un poco más sobre ellos.

PFAS

Existe una comprensión cada vez mayor de las amenazas para la salud que representan los químicos PFAS en lo que comemos y bebemos. Los PFA (sustancias PER y polifluoroalquiladas, por sus siglas en inglés) son un grupo de compuestos químicos artificiales que contienen enlaces de flúor y carbono, conocidos por ser extremadamente resistentes y duraderos. Se les conoce como "químicos eternos" (*forever chemicals*) debido a que no se descomponen con facilidad en el medio ambiente ni en el cuerpo humano. Se utilizan en una amplia gama de productos

CAPÍTULO 7. **SUSTANCIAS Y HÁBITOS NOCIVOS**

que encontramos comúnmente en espacios domésticos, como utensilios de cocina antiadherentes (como teflón), ropa impermeable, envases de alimentos (papel encerado, cajas de pizza, bolsas de palomitas de microondas), productos de limpieza, pinturas y cosméticos. Aparecen en muchos productos de consumo general, ya que son altamente estables y resistentes al agua, a los aceites, al calor y a la degradación. Aunque aún seguimos estudiando su impacto en la salud, sabemos que pueden actuar como disruptores endocrinos, que básicamente significa que tienen la capacidad de imitar, bloquear o modificar la acción de nuestras hormonas, las cuales son fundamentales para la regulación de procesos biológicos esenciales como el crecimiento, la reproducción, el metabolismo y el desarrollo. Por lo tanto, sustancias como PFAS, bisfenol, ftalatos, parabenos y pesticidas son sustancias en especial nocivas ante problemas endocrinos o de fertilidad.

Un creciente conjunto de investigaciones muestra que la exposición a PFAS puede aumentar el riesgo de cáncer de próstata, riñón y testículo. Estos químicos también se han relacionado a menor respuesta inmunológica, bajo peso al nacer, defectos de nacimiento y retrasos en el desarrollo de los niños, así como con enfermedades de la tiroides y colesterol alto. El hígado parece verse afectado de manera desproporcionada por las PFAS, donde es probable que actúen sobre sus células de múltiples maneras. Este por lo regular produce colesterol y tiene un papel fundamental en la desintoxicación de la sangre y el equilibrio del azúcar en el cuerpo, además de ayudar a regular nuestro sistema metabólico e inmunológico, así como niveles de estrógeno y testosterona. Esta es una de las teorías de por qué el cáncer testicular se ha asociado con la exposición a PFAS, a través de un desequilibrio hormonal.

Por estas razones, en 2024 la Agencia de Protección Ambiental comunicó que no existe un nivel seguro de exposición a PFAS para los humanos e impuso límites a algunos PFAS en el agua potable. De hecho, hay investigaciones actuales que estudian la relación entre exposición a PFAS y el déficit de atención, la hiperactividad e incluso el espectro autista.

Entonces ¿cómo los evitamos?

Muchas agencias internacionales, como la Agencia de Protección Ambiental de Estados Unidos (EPA), la IARC y la OMS, han comenzado a establecer límites para la presencia de PFAS en el agua y diferentes productos, pero en realidad están en todos lados: alfombras, muebles, esmalte de uñas, champú, rímel, utensilios de cocina antiadherentes, hilo dental, envases de comida rápida, pantalones de yoga, zapatos de deporte, toallas sanitarias, tampones, copas menstruales, ropa de cama, tapices, pintura, suelos vinílicos y pasto artificial.

¿Qué podemos hacer?

Nunca podremos eliminar totalmente la exposición, pero sí sabemos que la mayor exposición es a través de agua

CAPÍTULO 7. **SUSTANCIAS Y HÁBITOS NOCIVOS**

contaminada, por lo tanto puedes optar por usar filtros de agua certificados para eliminar PFAS, como los de carbón activado granulado (GAC) o sistemas de ósmosis inversa; evita sartenes de teflón o antiadherentes y sustitúyelos con alternativas seguras, como acero inoxidable, hierro fundido o cerámica. Minimiza el consumo de alimentos procesados y el uso de empaques de comida rápida e intenta preparar tus alimentos en casa usando recipientes de vidrio o acero inoxidable.

Microplásticos

Si sigues usando utensilios de plástico o una tabla de plástico para picar en tu cocina te tengo una mala noticia... Estamos constantemente expuestos a microplásticos en la vida diaria, desde los que se encuentran en el agua embotellada y en el aire, hasta los que se desprenden al colocar recipientes de plástico en el microondas, porque al calentarse se filtran en nuestra comida.

Se hizo un estudio con tablas de picar en el que se detectó que una persona promedio hace 500 cortes por día en una tabla, lo que da una exposición acumulada a los microplásticos de 7.4 a 50.7 gramos anuales. Imagínate que una tarjeta de crédito pesa 5 gramos, eso equivale a que te estás comiendo 10 tarjetas de crédito por año.

¿Y qué hacen estos microplásticos?

Son nocivos para los humanos porque pueden estimular la producción de disruptores endocrinos de los que hablábamos previamente, relacionados con diversos cánceres y trastornos del sistema reproductivo. Así que la recomendación es cambiar tu tabla de picar por una de madera, bambú, piedra o mármol. Y aunque aquí siempre surge la duda de la relación de las bacterias con la madera, en realidad las investigaciones que han estudiado esto han encontrado que la propagación de bacterias es mayor en recipientes de plástico que en los de madera, que es naturalmente antimicrobiana, dificultando su proliferación y provocando que las bacterias que permanecen en ella terminen muriendo por sí solas. Si aun así esto te inquieta, siempre puedes optar por tablas de piedra o mármol.

En cuanto a los plásticos de color negro tengo peores noticias: en 2024 se publicó un nuevo estudio en *JAMA* que encontró que estos plásticos pueden traer retardantes de llama, mismo que causa daños a la salud y que incluso ya habían prohibido en Europa en 2021 por estar relacionado con el cáncer, problemas endocrinos, de tiroides, desarrollo fetal e infantil, la función neuroconductual e incluso toxicidad del sistema inmunológico y reproductivo.

Este plástico de color negro utilizado en juguetes para niños, recipientes de comida para llevar y utensilios de cocina puede contener niveles alarmantes de retardantes de llama, que son tóxicos. Entre los químicos filtrados de los productos electrónicos durante el reciclaje y que aparecen en este tipo de plásticos están éteres de difenilo polibromados, o PBDE, una sustancia dañina. Según un estudio reciente, las personas con niveles más altos de PBDE en la sangre tenían aproximadamente 300%

CAPÍTULO 7. **SUSTANCIAS Y HÁBITOS NOCIVOS**

==más probabilidades de morir de cáncer== que aquellas con niveles más bajos. Así que, por ahora, si tienes recipientes de plástico (del color que sean, pero aún más los negros) te recomendaría cambiarlos por unos de acero inoxidable, madera o vidrio. Para reducir aún más tu exposición a microplásticos minimiza el uso de plásticos desechables y utensilios y contenedores de cocina de este material.

Ftalatos y bisfenoles

Los dos tipos de sustancias químicas en los plásticos que más preocupan son los ftalatos y los bisfenoles. Los ftalatos normalmente se añaden a los plásticos para hacerlos flexibles y suaves. Se encuentran en envolturas o recipientes plásticos para alimentos, productos de cuidado personal como desodorantes, esmaltes de uñas, geles para el cabello, champú, detergentes, jabones y lociones. Los bisfenoles, incluido el BPA, están más comúnmente presentes en plásticos de policarbonato duro, como botellas de agua y jugo, recipientes de alimentos desechables, y se han identificado en los revestimientos de latas de alimentos y refrescos.

Una gran cantidad de investigaciones sugiere que los ftalatos y los bisfenoles también pueden actuar como disruptores endocrinos, lo que, como decíamos anteriormente, significa que imitan o interfieren con las hormonas del cuerpo. Algunos estudios en humanos han encontrado que la exposición a niveles altos de ftalatos en el útero está asociada con el asma en la infancia, y en los niños está relacionada con problemas de conducta y distancia corta entre el ano y los genitales, una medida vinculada con niveles más bajos de testosterona y calidad del semen en el futuro. En los hombres, una mayor exposición a ftalatos en la edad adulta se ha asociado con un menor recuento de espermatozoides; y la exposición en mujeres embarazadas se ha relacionado con niveles más bajos de hormona tiroidea y más nacimientos prematuros. El BPA también puede imitar al estrógeno, por lo que se ha relacionado con fertilidad reducida en hombres y mujeres, pubertad tardía en las niñas, pubertad más temprana en los niños y problemas de conducta en los niños.

También hay cada vez más evidencia de que la exposición a disruptores hormonales como los ftalatos y los bisfenoles se asocia con un mayor riesgo de diabetes tipo 2, enfermedades cardiacas y obesidad. En una revisión de 2021, los investigadores encontraron que la exposición a estos y otros disruptores endocrinos provenientes de los alimentos, los productos de uso común y el medio ambiente puede aumentar el riesgo de obesidad en una magnitud similar a la falta de ejercicio o una dieta deficiente.

La buena noticia es que los ftalatos y bisfenoles no permanecen en el cuerpo de forma permanente, por lo que realizar cambios en tu vida que ayuden a reducir tu exposición a ellos tiene un efecto casi inmediato; desde luego, es imposible eliminar por completo esas sustancias químicas de nuestro ambiente, pero una pequeña reducción puede ser de gran ayuda.

CAPÍTULO 7. **SUSTANCIAS Y HÁBITOS NOCIVOS**

Los estudios han demostrado que las personas que consumen más alimentos frescos y menos alimentos procesados y envasados tienen concentraciones urinarias más bajas de BPA y ftalatos. Los bisfenoles y otras sustancias químicas pueden esconderse en los revestimientos de las latas, por lo que las sopas, salsas y bebidas envasadas en vidrio tienden a ser opciones más seguras; al igual que frutas y verduras frescas o congeladas. Las bolsas de plástico que se utilizan para los productos congelados no contienen ftalatos ni bisfenoles y las bajas temperaturas del guardado de estos productos hacen que la propagación de sustancias químicas del plástico sea mucho menos probable.

Cuando compres recipientes de plástico busca que tengan la leyenda *BPA Free*, pero será mejor optar por recipientes de vidrio. En cuanto a recipientes desechables evita los de etiqueta tres (3) para ftalatos, siete (7) para bisfenoles y seis (6) para estireno. También evita calentar plásticos, ya que esto aumenta la posibilidad de que sustancias químicas nocivas se filtren y terminen en tus alimentos o líquidos.

VIVIR MÁS EMPIEZA **HOY**

Escoge plásticos mas seguros

PETE   HDPE   LDPE   PP

Evita estos plásticos

  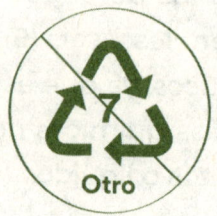

PVC o vinil   Espuma de   Puede contener
Puede contenener   poliestireno   bisfenol A
ftalatos

Otra exposición frecuente al bisfenol son los recibos de pago de terminal impresos en papel térmico. Evita la exposición a estos y lava bien tus manos cuando los toques.

En cuanto a los ftalatos, como decíamos antes, están presentes principalmente en cosméticos (casi en cualquier cosa que ==tenga fragancia==, champús, geles de baño, lociones y polvos). El uso de estos productos puede explicar por qué las mujeres tienen niveles de ftalatos más altos en el cuerpo que los hombres. Puedes optar por elegir productos de cuidado personal etiquetados como "libres de ftalatos" o "libres de fragancias". De nuevo, no se trata de bajar la exposición a cero, pero si tienes problemas hormonales, antecedentes de cáncer en tu familia o problemas de fertilidad ==sí te recomendaría reducir la exposición de manera importante==. Revisa exposiciones altas, por ejemplo, si te gusta tener un difusor de aroma o velas aromáticas en casa, busca que sean libres de ftalatos o quítalos por un tiempo; estos pueden ser una exposición alta y constante.

5. AZÚCAR, ESTEVIA Y ENDULZANTES

Azúcar... sí, decidí que el azúcar iba en el capítulo de sustancias nocivas porque realmente lo es. Claro que todo va de la mano del tamaño de la porción o cantidad ingerida, pero ==mientras menos azúcar consumamos, mejor será para nuestra salud==. A lo largo de la historia de la humanidad los azúcares naturales de las frutas, verduras y otras plantas nos han resultado muy útiles porque, como mencioné en el capítulo sobre nutrición, nos aportan carbohidratos que se convierten en glucosa, un combustible esencial para los procesos más importantes de nuestro cuerpo. Pero ahora que los azúcares se han procesado en formas más potentes y se agregan a tantos alimentos y bebidas como refrescos, dulces, cereales para el desayuno, aderezos para ensaladas y panes, por mencionar solo algunos, la mayoría de nosotros ==estamos consumiendo más azúcar de la que nuestro cuerpo debería soportar.==

El azúcar (su sabor en la boca, su absorción en el intestino e incluso al ver u oler un alimento dulce que te encanta) hace que la dopamina aumente en tu cerebro, por eso algunas personas lo consideran adictivo. Ciertas investigaciones sugieren que las dosis frecuentes de azúcar pueden ==alterar el sistema de recompensa del cerebro==, aumentando nuestros antojos de dulce y, a veces, dificultando su reducción.

Pero su consumo nos afecta en múltiples niveles con el tiempo. Sus efectos nocivos aparecen desde la boca, donde ciertas bacterias descomponen los azúcares y producen ácidos que posteriormente pueden erosionar tu esmalte dental. Tu saliva es capaz de neutralizar estos ácidos, pero si sigues consumiendo alimentos y bebidas azucarados durante el día, los niveles de ácido permanecerán altos, lo que aumentará el riesgo de sufrir caries. Además, una dieta rica en bebidas azucaradas como refrescos y jugos también puede cambiar el microbioma de la boca, aumentando la cantidad de bacterias producto-

CAPÍTULO 7. **SUSTANCIAS Y HÁBITOS NOCIVOS**

ras de ácido y disminuyendo las beneficiosas. Eso puede hacerte aún más susceptible a las caries.

La mayoría de los alimentos dulces contiene varios tipos de azúcares. En el intestino delgado se descomponen en azúcares simples, principalmente glucosa y fructosa. Nuestro cuerpo puede absorber con facilidad la glucosa del intestino, pero algunas personas tienen problemas para absorber la fructosa, que se encuentra en grandes cantidades en muchos jugos de frutas, endulzantes como el jarabe de agave y bebidas endulzadas con jarabe de maíz con alto contenido de fructosa, como los refrescos. Si la fructosa permanece en el intestino, las bacterias pueden fermentarla, lo que puede provocar gases e hinchazón abdominal.

Además, cuando consumimos dulce, el nivel de azúcar en la sangre aumenta y por lo tanto el páncreas libera insulina, una hormona que ayuda a que la glucosa ingrese a las células para ser utilizada como energía. A medida que las células absorben la glucosa, el nivel de azúcar en la sangre vuelve a la normalidad. Pero comer alimentos con alto contenido de azúcares añadidos puede provocar grandes picos de azúcar en la sangre. Cuando esto sucede repetidamente y durante años, las células pueden volverse menos receptivas a la insulina, o sea, ya no responden adecuadamente porque *se acostumbran*. A esto se le llama resistencia a la insulina y lo vimos en el capítulo sobre nutrición. Ante esto, el páncreas intenta compensar produciendo más insulina, pero, en algún punto, es común que deje de producir suficiente para mantener los niveles de azúcar en la sangre bajo control y entonces podemos desarrollar diabetes tipo 2.

Consumir demasiada azúcar también puede hacer que el hígado convierta el exceso de azúcar, sobre todo la fructosa, en grasa. Luego, esa grasa puede acumularse en el órgano y con el tiempo contribuir a lo que solía llamarse enfermedad del hígado graso no alcohólico, ahora conocida como enfermedad hepática esteatósica asociada a disfunción metabólica o MASLD, por sus siglas en inglés. Se estima que cuatro de cada 10 personas en todo el mundo padecen esta afección, muchas de ellas sin saberlo, ya que por lo general no causa síntomas hasta que está avanzada. Sin embargo, además de que aumenta el riesgo de obesidad, es la mayor causa por la que las personas necesitan trasplantes de hígado en Estados Unidos.

Una fuente común de azúcar son las bebidas como refrescos, tés azucarados, en los que consumimos muchas "calorías líquidas" que nos dejan menos saciados que los alimentos sólidos. Eso facilita consumir más calorías de las que el cuerpo necesita, lo que podría llevar al aumento de peso.

Cuando consumimos azúcar en exceso esta se almacenará en forma de grasa. Algunos estudios sugieren que la grasa extra producida a partir de la fructosa por el hígado es especialmente propensa a acumularse alrededor de los órganos del abdomen. Este tipo de grasa, llamada grasa visceral, provoca inflamación y resistencia a la insulina y está fuertemente relacionada con las enfermedades cardiovasculares y con la presión arterial alta. Parte de la grasa extra producida a partir de los azúcares en el hígado puede liberarse a la sangre, aumentando los niveles de triglicéridos y LDL, o colesterol "malo" que, con el tiempo, puede obstruir los vasos sanguíneos.

Entonces ¿cuánta azúcar puedo consumir?

Mientras menos mejor. Puedes optar por opciones frutales para endulzar o utilizar fruto del monje (hablaremos de los demás edulcorantes más adelante). La OMS recomienda que el azúcar no sea más de 10% de la ingesta de energía diaria, esto equivalente a aproximadamente 50 gramos en una dieta de 2000 calorías. Una Coca-Cola de 330 ml tiene 35 gramos, para que te des una idea. La Asociación Americana del Corazón establece un límite más estricto de 6% de las calorías consumidas o no más de unos 25 gramos por día para las mujeres y 36 gramos por día para los hombres.

Por lo tanto, siempre revisa los azúcares añadidos en los productos que consumes y, de nuevo, evita procesados lo más posible. Si no ves azúcar como ingrediente, es probable que lo encuentres como jarabe de maíz alto en fructosa, que tiene mayor contenido de fructosa que el azúcar común, lo que facilita que se absorba directamente por el hígado y conduzca a mayores picos de glucosa. El consumo elevado de este se ha asociado con un mayor riesgo de diabetes tipo 2, síndrome metabólico, enfermedades cardiovasculares y resistencia a la insulina.

Por todo lo anterior, la recomendación es mantener el consumo de azúcar al mínimo, evitar bebidas azucaradas como refrescos, jugos comerciales o bebidas energéticas y priorizar frutas, vegetales y alimentos integrales vs. ultraprocesados.

Bueno, a mí me gustan las cosas dulces, así que ¿qué onda con los endulzantes?

Cuando los endulzantes artificiales entraron al mercado estadounidense en los años cincuenta los fabricantes de alimentos hicieron una gran aseveración: que podrían satisfacer los antojos dulces sin los efectos negativos para la salud y las calorías del azúcar. Pero la investigación sobre cómo afectan los sustitutos del azúcar a nuestro organismo es preliminar, compleja y a veces contradictoria. Los sustitutos del azúcar se agrupan según su forma de elaboración:

1. **Endulzantes artificiales:** son aditivos alimentarios sintéticos que son entre 200 y 20 000 veces más dulces que el azúcar común, según la FDA. En este grupo está el aspartame (vendido bajo las marcas NutraSweet y Equal), la sucralosa (Splenda), la sacarina (Sweet'N Low), el acesulfamo potásico (Sweet One), neotame y advantame.
2. **Endulzantes a base de plantas y frutas:** se elaboran a partir de hojas o frutos de ciertas plantas y son al menos 100 veces más dulces

que el azúcar, según la FDA. Incluyen extractos de la planta estevia (Truvia y Svetia) y del fruto del monje.
3. **Alcoholes de azúcar:** no son ni azúcares ni alcoholes, son un tipo de carbohidrato que tiene un sabor dulce pero tiene menos calorías y carbohidratos que el azúcar. Tienen nombres como sorbitol, xilitol, manitol y eritritol y se encuentran naturalmente en ciertas frutas y verduras como la piña, las ciruelas pasas y los champiñones.

Existe evidencia de que, si bebes con regularidad bebidas azucaradas como refrescos y tés dulces, cambiar a versiones con endulzantes puede ayudarte a perder un poco de peso, siempre y cuando no consumas más calorías de otras fuentes. En una revisión de 12 ensayos clínicos aleatorios realizada en 2022, la mayoría con una duración de seis meses o menos, los investigadores concluyeron que sustituir las bebidas azucaradas por bebidas endulzadas bajas en calorías o sin calorías podría conducir a cierta pérdida de peso (alrededor de 1 a 1.5 kg, en promedio) en adultos con sobrepeso u obesidad y que tenían o corrían riesgo de padecer diabetes.

Desafortunadamente, los estudios a más largo plazo sobre sustitutos del azúcar no han encontrado beneficios para la pérdida de peso e incluso han reportado algunos efectos nocivos, aunque este tipo de estudios es extremadamente difícil de conducir en humanos porque no es posible poner a un grupo de personas a consumir mucho endulzantes de un tipo durante un año y luego ver qué les pasó. No sería ético.

Algunos estudios bien controlados en animales y pequeños experimentos en humanos, que pueden mostrar causa y efecto, han revelado indicios de cómo ciertos endulzantes podrían provocar problemas de salud, en específico los alcoholes de azúcar, que pueden aumentar el riesgo de trombosis y, por lo tanto, el riesgo de infartos y accidente cerebrovascular. También se ha observado que otros sustitutos del azúcar pueden cambiar el microbioma intestinal y alterar el control del azúcar en la sangre.

Por esta y más razones, en 2023 la OMS recomendó que las personas evitaran el uso de sustitutos del azúcar para controlar el peso o mejorar la salud, citando investigaciones que los vinculan con mayores riesgos de problemas de salud como diabetes tipo 2, enfermedades cardiovasculares, obesidad y muerte prematura. Y como mencionaba previamente, los alcoholes de azúcar, eritritol y xilitol también se han asociado con un mayor riesgo de infarto y accidente cerebrovascular. La recomendación de la OMS de evitarlos aplica a todas las personas, excepto a aquellas con diabetes preexistente. En este caso se incluyen todos los endulzantes no nutritivos sintéticos y naturales o modificados que no están clasificados como azúcares, incluyendo aspartame, sacarina, sucralosa y estevia. De hecho, el aspartame también está clasificado como carcinogénico del grupo 2B, es decir que existe evidencia limitada de ser carcinogénico en humanos, pero suficiente en animales. Mi recomendación es que si tienes diabetes tipo 2 los utilices, pero siempre con moderación, y si tuviéramos que escoger alguno me iría por aquellos de origen natural, como la fruta del monje o la estevia. Pero ojo, aunque parecen ser seguros en este momento, sabemos que todo puede cambiar mientras más información y evidencia tengamos de su uso, entonces, ¡todo con medida!

6. COLORANTES

¿Y qué hay de los colorantes?

Desde 1960 la FDA aprobó el uso de colorantes sintéticos, estableciéndolos como compuestos seguros para el consumo. Pero en décadas recientes se ha intentado establecer si los tintes sintéticos utilizados para agregar colores vibrantes a alimentos, como en ciertos cereales para el desayuno, dulces y productos horneados, causan problemas de conducta en los niños. Ante esta posibilidad el estado de California prohibirá ofrecer alimentos con ciertos colorantes en escuelas públicas a partir de 2027. Y en 2025 se prohibió el uso de colorante rojo número 3 en Estados Unidos tras haber sido vinculado con cáncer en ratones de laboratorio. Este colorante de hecho ya había sido prohibido en cosméticos por la misma razón.

Algunos estudios han planteado preocupaciones sobre el efecto de los colorantes en el comportamiento de los niños. Pero en dos grandes estudios realizados en

Gran Bretaña, publicados en 2004 y 2007 respectivamente, cada uno realizado con 300 niños —con o sin trastorno de déficit de atención con hiperactividad—, los investigadores encontraron un aumento pequeño, pero significativo en la hiperactividad cuando los niños consumían jugos que contenían colorantes.

Después de estos estudios, los legisladores europeos comenzaron a exigir que los alimentos que contienen ciertos colorantes lleven etiquetas de advertencia sobre sus posibles efectos sobre la atención y la actividad de los niños. Hoy los investigadores han llegado a conclusiones similares, en donde existe un impacto discreto del consumo de colorantes asociado directamente con la hiperactividad. Un estudio en niños sugirió que la causa podría relacionarse con la regulación de la histamina, un neurotransmisor que puede afectar el comportamiento.

Aunque los estudios han sido inconsistentes y el efecto parece ser mínimo, dada la incertidumbre científica y el hecho de que los colorantes no añaden valor nutricional a las comidas, yo recomendaría mantener su consumo al mínimo.

7. SUPLEMENTOS

La industria de los suplementos se ha disparado en los últimos 30 años; entre cápsulas, polvos y gomitas, parecería que todos deberíamos suplementarnos. Pero la realidad es que normalmente no se encuentran beneficios para la

CAPÍTULO 7. SUSTANCIAS Y HÁBITOS NOCIVOS

salud al tomarlos sin indicación médica e incluso pueden existir riesgos. Definitivamente quienes llevan una dieta balanceada no tendrían por qué tomar suplementos, a menos que exista alguna deficiencia o condición especial, como veganismo, embarazo o anemia, que indique la falta de alguna vitamina o mineral en específico. Antes de tomar suplementos consulta a tu doctora.

Una mala noticia es que como los suplementos no son considerados medicamentos, la mayoría no ha pasado por procesos rigurosos de prueba para determinar su seguridad o eficacia. Algunas de las razones para tomar un suplemento son:

Para tratar o prevenir una deficiencia de nutrientes

Si un análisis de sangre demuestra que tienes un nivel bajo de una vitamina o mineral en particular, como vitamina D o hierro, los suplementos serán esenciales para corregir esa deficiencia. Sin suficiente vitamina D, el cuerpo no absorbe la cantidad requerida de calcio y fósforo de la dieta para mantener los huesos fuertes. Sin embargo, todavía no se ha demostrado que los suplementos de vitamina D realmente ayuden a la prevención de fracturas; pero si detectamos una deficiencia habrá que suplementar.

Los niveles bajos de calcio también se han vuelto más comunes luego de una disminución significativa en el consumo de leche en las últimas décadas. Al consumir cantidades adecuadas de alimentos ricos en calcio, incluida la leche (entera o deslactosada), el yogurt, los quesos y las verduras de hojas verdes oscuras, podrías evitar un suplemento de calcio que puede provocar estreñimiento o traer otros riesgos, de los que hablaré más adelante.

En ocasiones, las personas que siguen una dieta vegana o padecen una afección llamada anemia perniciosa tienen un mayor riesgo de sufrir una deficiencia de vitamina B_{12} y pueden beneficiarse de tomar un suplemento. Los bebés alimentados a través de lactancia materna exclusiva deben recibir suplementos de vitamina D y hierro, según la Academia Estadounidense de Pediatría (consulta a tu pediatra). Si tienes dificultades para absorber los nutrientes de los alimentos, que suele ocurrir, por ejemplo, después de una cirugía bariátrica, en enfermedad celiaca, enfermedad de Crohn o colitis ulcerosa, también podrías beneficiarte con una suplementación.

Si estás embarazada o planeando un embarazo serán importantes los suplementos

En esta etapa es importante tomar 4-5 mg de ácido fólico por día tres meses previo al embarazo para prevenir defectos de tubo neural como espina bífida. Al planear un embarazo también nos beneficiamos de tomar multivitamínicos con antioxidantes, como son la coenzima Q10, N acetilcisteína, vitamina C, E y zinc. Es muy importante que estos sean tomados por la futura madre y el padre tres meses previo al embarazo para lograr que este sea de la

CAPÍTULO 7. **SUSTANCIAS Y HÁBITOS NOCIVOS**

mejor calidad, tanto para óvulos como para espermatozoides. Una vez que ya estés embarazada deberás cambiar a un multivitamínico prenatal que contenga nutrientes clave, como hierro, vitamina D y omega 3, de los cuales tenemos un mayor requerimiento durante el embarazo.

La mayoría de los adultos mayores suele obtener suficiente nutrición de sus alimentos, pero a medida que envejecemos, nuestras necesidades de algunos nutrientes aumentan mientras que la capacidad para absorberlos así como el apetito pueden disminuir. Los adultos mayores pueden tener problemas para absorber la vitamina B_{12} y es posible que se beneficien también —sobre todo en el caso de las mujeres— de un suplemento de calcio y vitamina D para buscar evitar pérdida ósea.

Hay algunas evidencias puntuales de que la suplementación ayuda a prevenir ciertas condiciones de salud. Por ejemplo, en personas que rara vez o nunca comen pescado graso, si toman un suplemento de ácidos grasos omega-3 tienen menos eventos cardiovasculares, como accidentes cerebrovasculares, que aquellos que no lo hacen. También quienes toman vitamina D tienen menos probabilidades de desarrollar enfermedades autoinmunes, como artritis reumatoide y psoriasis. Asimismo, existe cierta evidencia de que tomar un suplemento que contenga vitaminas C y E, zinc, cobre, luteína y zeaxantina puede retardar la pérdida de visión en personas con degeneración macular relacionada con la edad.

La Sociedad Estadounidense del Cáncer, la Asociación Americana del Corazón y el Grupo de Trabajo de Servicios Preventivos de los Estados Unidos, entre otros, no han encontrado ninguna utilidad de un suplemento diario para prevenir el cáncer o las enfermedades cardiacas; en cambio, recomiendan una dieta equilibrada con una variedad de alimentos que probablemente sea más eficaz que cualquier cápsula, misma recomendación que yo te doy.

En todo caso siempre consulta a tu médica primero. El hecho de que un suplemento contenga un nutriente u otro compuesto natural no lo hace seguro, en especial si tiene cantidades mucho mayores que las que se encuentran en los alimentos. Por ejemplo, se ha detectado que la suplementación con betacaroteno puede aumentar el riesgo de cáncer de pulmón en algunas personas y la vitamina E puede incrementar los accidentes cerebrovasculares hemorrágicos en los hombres, de acuerdo con algunos estudios.

En un estudio que buscaba ver reducción de cáncer, por desgracia se encontró que las personas que consumían vitamina E desarrollaron significativamente más cánceres que aquellos que tomaron un placebo, y los que tomaron selenio tenían más probabilidades de desarrollar diabetes.

Un análisis de 15 estudios realizados en 2010 sugirió que los suplementos de calcio aumentaban 30% el riesgo de un infarto, aunque últimamente esto ha sido debatido, y parece ser que no hay un riesgo cardiovascular excesivo siempre y cuando se mantenga una ingesta combinada de calcio de 2500 mg de alimentos y suplementos. Sin embargo, el calcio tomado como suplemento también puede provocar cálculos renales y problemas gastrointestinales. En todo caso, la dieta siempre será la fuente preferida de nuestras vitaminas y minerales, reservando los suplementos para las personas que ya tienen osteoporosis o condiciones mencionadas previamente que ameriten su uso.

Así que siempre consulta con tu médica antes de tomar un suplemento porque además pueden interactuar con ciertos medicamentos. ¡Y muy importante!: no esperes que los suplementos sustituyan una buena alimentación y la actividad física. De hecho, las vitaminas y los minerales que se encuentran en los alimentos son más fáciles de absorber que los que se encuentran en forma de suplementos. Con el beneficio adicional de los otros nutrientes que se encuentran en los alimentos, comer de manera saludable brinda beneficios mucho mayores que optar por suplementos y comer, porque desafortunadamente hoy en día no existe una pastilla mágica que nos dé buena salud. Recuerda que tienes un cuerpo para toda la vida, cuídalo.

◯ TAKEAWAYS

1. Disminuye o suspende tu ingesta de alcohol y tabaco.
2. No, el *vape* no es mejor que el tabaco, mejor ninguno.

3. Cambia tus sartenes antiadherentes por unos de acero inoxidable.
4. Para minimizar tu exposición a microplásticos deja el uso de plásticos en desechables, utensilios y contenedores de cocina.
5. Evita plásticos 3, 6, 7 y busca *BPA Free*.
6. Mantén el consumo de azúcar al mínimo y evita bebidas azucaradas como refrescos.
7. Evita colorantes.
8. Pregunta a tu doctora si te podrías beneficiar de un suplemento, pero intenta obtener tus vitaminas y minerales de una buena alimentación.

Referencias

Ak, N. O., Cliver, D. O., & Kaspar, C. W. (1994). Cutting boards of plastic and wood contaminated experimentally with bacteria. *Journal of Food Protection, 57*(1), 16-22 https://doi.org/10.4315/0362-028X-57.1.16

American Heart Association. (n.d.). Added sugars and cardiovascular disease. American Heart Association. Recuperado de https://www.heart.org/en/healthy-living/healthy-eating/eat-smart/sugar/added-sugars

American Lung Association. (n.d.). What's in a cigarette? American Lung Association https://www.lung.org/quit-smoking/smoking-facts/whats-in-a-cigarette

Bateman, B., Warner, J. O., Hutchinson, E., et al. (2004). The effects of a double-blind, placebo-controlled, artificial food colorings and benzoate preservative challenge on hyperactivity in a general population sample of preschool children. *Archives of Disease in Childhood, 89*(6), 506–511 https://doi.org/10.1136/adc.2003.031435

Berger, K., Eskenazi, B., Balmes, J., Kogut, K., Holland, N., Calafat, A. M., & Harley, K. G. (2019). Prenatal high molecular weight phthalates and bisphenol A, and childhood respiratory and allergic outcomes. *Pediatric Allergy and Immunology, 30*(1), 36-46 https://doi.org/10.1111/pai.12992

Buckley, J. P., Kim, H., Wong, E., & Rebholz, C. M. (2019). Ultra-processed food consumption and exposure to phthalates and bisphenols in the US National Health and Nutrition Examination Survey, 2013–2014. *Environment International, 131*, 105057 https://doi.org/10.1016/j.envint.2019.105057

Centers for Disease Control and Prevention. (n.d.). Health effects of e-cigarettes. CDC https://www.cdc.gov/tobacco/e-cigarettes/health-effects.html?s_cid=OSH_emg_GL0004&gad_source=1&gclid=Cj0KCQiA88a5Bh-DPARIsAFj595h0Oy00LfVoqEO2b-5l-AN9tnHgpZN2L-94lE950GTRw-IzqBcEKkTQaAnKTEALw_wcB

Centers for Disease Control and Prevention. (n.d.). Smoking cessation: Fast facts. CDC https://www.cdc.gov/tobacco/php/data-statistics/smoking-cessation/index.html

Daviet, R., Aydogan, G., Jagannathan, K., et al. (2022). Associations between alcohol consumption and gray and white matter volumes in the UK Biobank. *Nature Communications, 13*, 1175 https://doi.org/10.1038/s41467-022-28735-5

Gao, H., Wang, Y. F., Huang, K., Han, Y., Zhu, Y. D., Zhang, Q. F., Xiang, H. Y., Qi, J., Feng, L. L., Zhu, P., Hao, J. H., Tao, X. G., & Tao, F. B. (2019). Prenatal phthalate exposure in relation to gestational age and preterm birth in a prospective cohort study. *Environmental Research, 176*, 108530 https://doi.org/10.1016/j.envres.2019.108530

CAPÍTULO 7. SUSTANCIAS Y HÁBITOS NOCIVOS

Gore, A. C., Chappell, V. A., Fenton, S. E., Flaws, J. A., Nadal, A., Prins, G. S., Toppari, J., & Zoeller, R. T. (2015). EDC-2: The Endocrine Society's Second Scientific Statement on Endocrine-Disrupting Chemicals. *Endocrine Reviews, 36*(6), E1-E150 https://doi.org/10.1210/er.2015-1010

Grandjean, P., Andersen, E. W., Budtz-Jørgensen, E., et al. (2012). Serum vaccine antibody concentrations in children exposed to perfluorinated compounds. *JAMA, 307*(4), 391–397 https://doi.org/10.1001/jama.2011.2034

International Agency for Research on Cancer. (last update 2025) Agents classified by the IARC Monographs. IARC https://monographs.iarc.who.int/agents-classified-by-the-iarc/

Liu, B., Lehmler, H., Ye, Z., et al. (2024). Exposure to polybrominated diphenyl ethers and risk of all-cause and cause-specific mortality. *JAMA Network Open, 7*(4), e243127 https://doi.org/10.1001/jamanetworkopen.2024.3127

Lucas, A., Herrmann, S., & Lucas, M. (2022). The role of endocrine-disrupting phthalates and bisphenols in cardiometabolic disease: The evidence is mounting. *Current Opinion in Endocrinology, Diabetes and Obesity, 29*(2), 87-94 https://doi.org/10.1097/MED.0000000000000712

Lobstein, T., & Brownell, K. D. (2021). Endocrine-disrupting chemicals and obesity risk: A review of recommendations for obesity prevention policies. *Obesity Reviews, 22*(11), e13332 https://doi.org/10.1111/obr.13332

McCann, D., Barrett, A., Cooper, S., Crump, D., Davidson, H., Dowell, T., ... & Warner, J. O. (2007). Food additives and hyperactive behaviour in 3-year-old and 8/9-year-old children in the community: A randomised, double-blinded, placebo-controlled trial. *The Lancet, 370*(9598), 1560-1567 https://doi.org/10.1016/S0140-6736(07)61306-3

McGlynn, N. D., Khan, T. A., Wang, L., et al. (2022). Association of low- and no-calorie sweetened beverages as a replacement for sugar-sweetened beverages with body weight and cardiometabolic risk: A systematic review and meta-analysis. *JAMA Network Open, 5*(3), e222092 https://doi.org/10.1001/jamanetworkopen.2022.2092

National Cancer Institute. (2015) Selenium and Vitamin E Cancer Prevention Trial (SELECT) and its findings. National Cancer Institute. Recuperado de https://www.cancer.gov/types/prostate/research/select-trial-results-qa

National Cancer Institute. (2021) Alcohol and cancer risk: Fact sheet. NIH https://www.cancer.gov/about-cancer/causes-prevention/risk/alcohol/alcohol-fact-sheet

National Health Service. (n.d.). Quit smoking. NHS https://www.nhs.uk/better-health/quit-smoking/

Omenn, G. S., Goodman, G. E., Thornquist, M. D., Balmes, J., Cullen, M. R., Glass, A., Keogh, J. P., Meyskens, F. L., Valanis, B., Williams, J. H., Barnhart, S., & Hammar, S. (1996). Effects of a combination of beta carotene and vitamin A on lung cancer and cardiovascular disease. *New England Journal of Medicine, 334*(18), 1150-1155 https://doi.org/10.1056/NEJM199605023341802

CAPÍTULO 7. **SUSTANCIAS Y HÁBITOS NOCIVOS**

Ortolá, R., Sotos-Prieto, M., García-Esquinas, E., Galán, I., & Rodríguez-Artalejo, F. (2024). Alcohol consumption patterns and mortality among older adults with health-related or socioeconomic risk factors. *JAMA Network Open, 7*(8), e2424495 https://doi.org/10.1001/jamanetworkopen.2024.24495

Patel, R., & Mueller, M. (2023, July 13). Alcohol-associated liver disease. In StatPearls [Internet]. StatPearls Publishing. Available from https://www.ncbi.nlm.nih.gov/books/NBK546632/

Pierce, J. P., Chen, R., Kealey, S., et al. (2021). Incidence of cigarette smoking relapse among individuals who switched to e-cigarettes or other tobacco products. *JAMA Network Open, 4*(10), e2128810 https://doi.org/10.1001/jamanetworkopen.2021.28810

Philippat, C., Nakiwala, D., Calafat, A. M., Botton, J., De Agostini, M., Heude, B., & Slama, R.; EDEN Mother–Child Study Group. (2017). Prenatal exposure to nonpersistent endocrine disruptors and behavior in boys at 3 and 5 years. *Environmental Health Perspectives, 125*(9), 097014 https://doi.org/10.1289/EHP1314

Purdue, M. P., Rhee, J., Denic-Roberts, H., McGlynn, K. A., Byrne, C., Sampson, J., Botelho, J. C., Calafat, A. M., & Rusiecki, J. (2023). A nested case–control study of serum per- and polyfluoroalkyl substances and testicular germ cell tumors among U.S. Air Force servicemen. *Environmental Health Perspectives, 131*(7), 077007 https://doi.org/10.1289/EHP12603

Radke, E. G., Braun, J. M., & Hauser, R. (2023). Association of endocrine-disrupting chemicals with childhood obesity: A systematic review and meta-analysis. *Environmental Health Perspectives, 131*(9), 095002 https://doi.org/10.1289/EHP9772

Seidenberg, A. B., Wiseman, K. P., & Klein, W. M. P. (2023). Do beliefs about alcohol and cancer risk vary by alcoholic beverage type and heart disease risk beliefs? Cancer Epidemiology, Biomarkers & Prevention, 32(1), 46–53 https://doi.org/10.1158/1055-9965.EPI-22-0420

Semba, R. D., Ferrucci, L., Bartali, B., et al. (2014). Resveratrol levels and all-cause mortality in older community-dwelling adults. JAMA Internal Medicine, 174(7), 1077–1084 https://doi.org/10.1001/jamainternmed.2014.1582

Sesso, H. D., Buring, J. E., Christen, W. G., Kurth, T., Belanger, C., MacFadyen, J., Bubes, V., Manson, J. E., Glynn, R. J., & Gaziano, J. M. (2008). Vitamins E and C in the prevention of cardiovascular disease in men: The Physicians' Health Study II randomized controlled trial. JAMA, 300(18), 2123-2133 https://doi.org/10.1001/jama.2008.600

Silva, M. J., Barr, D. B., Reidy, J. A., Malek, N. A., Hodge, C. C., Caudill, S. P., Brock, J. W., Needham, L. L., & Calafat, A. M. (2004). Urinary levels of seven phthalate metabolites in the U.S. population from the National Health and Nutrition Examination Survey (NHANES) 1999-2000. Environmental Health Perspectives, 112(3), 331-338 https://doi.org/10.1289/ehp.6723

CAPÍTULO 7. SUSTANCIAS Y HÁBITOS NOCIVOS

Stevenson, J., Sonuga-Barke, E., McCann, D., Grimshaw, K., Parker, K. M., Rose-Zerilli, M. J., ... Warner, J. O. (2010). The Role of Histamine Degradation Gene Polymorphisms in Moderating the Effects of Food Additives on Children's ADHD Symptoms. American Journal of Psychiatry, 167(9), 1108–1115 https://doi.org/10.1176/appi.ajp.2010.09101529

U.S. Department of Agriculture & U.S. Department of Health and Human Services. (2020). Scientific report of the 2020 Dietary Guidelines Advisory Committee https://www.dietaryguidelines.gov/sites/default/files/2020-07/ScientificReport_of_the_2020DietaryGuidelinesAdvisoryCommittee_first-print.pdf

Woloshin, S., Schwartz, L. M., & Welch, H. G. (2008). The risk of death by age, sex, and smoking status in the United States: Putting health risks in context. Journal of the National Cancer Institute, 100(12), 845-853 https://doi.org/10.1093/jnci/djn124

Yadav, H., Khan, M. R. H., Quadir, M., Rusch, K. A., Mondal, P. P., Orr, M., Xu, E. G., & Iskander, S. M. (2023). Cutting boards: An overlooked source of microplastics in human food? Environmental Science & Technology, 57(22) https://doi.org/10.1021/acs.est.3c00924

Zarean, M., Keikha, M., Feizi, A., Kazemitabaee, M., & Kelishadi, R. (2019). The role of exposure to phthalates in variations of anogenital distance: A systematic review and meta-analysis. Environmental Pollution, 247, 172-179 https://doi.org/10.1016/j.envpol.2019.01.026

Zhang, Y., Mustieles, V., Yland, J., et al. (2020). Association of parental preconception exposure to phthalates and phthalate substitutes with preterm birth. JAMA Network Open, 3(4), e202159 https://doi.org/10.1001/jamanetworkopen.2020.2159

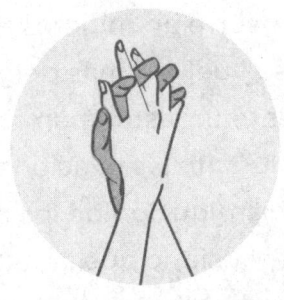

Capítulo 8
Salud sexual

Cuando inicié la planeación de este libro me senté con mi editora y le platiqué sobre los capítulos que pensaba incluir. Investigando y escribiendo entre consultas, viajes y conferencias, lo terminé, lo envié y, de repente, en una conversación con una amiga mucho mayor que yo, caí en cuenta que faltaba este capítulo. Ella me platicaba de cómo algunos ginecólogos daban por hecho que no tenía vida sexual y, en general, del silencio en torno a la vida sexual en la tercera edad, como si fuera algo que no existiera. Y, de la misma manera, el silencio alrededor de los problemas que pueden girar alrededor de esta, desde la disfunción eréctil en hombres hasta la resequedad en mujeres posmenopáusicas e incluso a estenosis vaginal, una condición que ocurre en mujeres mayores en que las paredes vaginales se vuelven más delgadas y secas, causando potencialmente un estrechamiento de la apertura vaginal y malestar durante las relaciones sexuales. Esto se debe en parte a la disminución de los niveles de estrógeno durante la menopausia, lo que lleva a la atrofia vaginal, y también a la falta de relaciones sexuales por periodos prolongados. Cuando mi amiga me platicaba que había pasado por esto, yo no podía creer que nunca me lo hubieran enseñado durante mi paso por la carrera de medicina. Así, empezamos con una novedad: la sexualidad no es un tema de edad reproductiva, como suele tratarse. Es un tema con implicaciones para la salud integral a lo largo de toda nuestra vida.

Con esto en mente, pensé en la variedad de personas que he observado en mi consulta, donde queda clarísimo que ==cada uno de nosotros tiene distintas necesidades, niveles de deseo== y diferentes acuerdos al respecto. Recordé a mis pacientes jóvenes, que buscan un embarazo, pero recurren a inseminación artificial o a fertilización in vitro porque no mantienen relaciones sexuales. Con estos ejemplos de distintas etapas de la vida, cada una con sus problemas específicos, caí en cuenta de un importante capítulo que había dejado a un lado. El de la sexualidad. Otro tema que, como la salud mental, ha sido ignorado durante muchísimos años y sigue siendo bastante tabú. Así que veamos un poco de lo complejo de nuestra sexualidad y su relación con nuestra salud integral.

CAPÍTULO 7. **SALUD SEXUAL**

1. ¿QUÉ TIENE QUE VER EL SEXO CON LA SALUD?

Primero quisiera definir un poco qué es el sexo. Tendemos a pensar que se trata de una acción, que consiste en la penetración y el orgasmo, pero va mucho más allá. Aceptar que el orgasmo no es el único fin del sexo es abrirte a muchísimas posibilidades; los sexólogos coinciden en que el objetivo debe ser disfrutar el camino, se llegue o no al orgasmo. Estamos condicionados y educados con lo que vemos en películas o series de televisión, o, en el caso de quienes la consumen, en la pornografía, lo que nos da una perspectiva muchas veces tergiversada de la sexualidad.

Una de las primeras investigaciones realizadas en torno a la sexualidad humana data de los años cuarenta y culminó en el *Informe Kinsey* escrito por Alfred Kinsey y publicado en dos volúmenes: *Conducta sexual del hombre* (1948) y *Conducta sexual de la mujer* (1953). Este trabajo se basó en entrevistas a miles de personas en Estados Unidos para revelar datos sobre prácticas sexuales, orientación sexual y comportamientos íntimos. Refutó muchos mitos, incluyendo la idea freudiana de dos tipos de orgasmo en la mujer (vaginal o clitoral; ahora sabemos que pueden resultar de muchas más estimulaciones); adicionalmente reconoció que la orientación sexual no era binaria, y que muchas personas experimentaban atracción por ambos sexos. El informe también reveló que la masturbación, las experiencias extramatrimoniales y las actividades sexuales no penetrativas eran comunes. Este trabajo inaugural en el tema generó controversia, pero a pesar de las críticas (algunos con respecto a la validez estadística de la muestra), sentó las bases para el campo moderno de la sexología y promovió una mayor comprensión de la diversidad sexual.

El trabajo de Kinsey fue seguido unos años después por investigaciones de William H. Masters y Virginia E. Johnson, quienes a finales de la década de los cincuenta emprendieron estudios que dieron como resultado las obras *La sexualidad humana* (1966) y *El vínculo del placer* (1974). Desarrollaron un modelo de respuesta sexual en cuatro etapas: excitación, meseta, orgasmo y resolución. Su investigación desmitificó ideas erróneas sobre el funcionamiento sexual y proporcionó una base científica para comprender la excitación y los trastornos sexuales. Masters y Johnson también introdujeron técnicas terapéuticas para tratar las disfunciones sexuales, enfatizando la importancia de la comunicación y las intervenciones conductuales, revolucionando así el campo de la sexología a la vez que promovían una mayor apertura y rigor científico en el estudio de la sexualidad humana. Al normalizar las conversaciones sobre salud y placer sexual, contribuyeron significativamente a la revolución sexual y a la posibilidad que tenemos en la actualidad de tratar el tema sin tabús.

En relación con lo anterior, cabe señalar que existen pocas especies que tienen sexo "recreativo", es decir, solo por placer y no con el fin de reproducción. Entre ellas estamos los humanos, los bonobos y los delfines, pero cuanto más estudios se realizan, se va sospechando sobre la simple búsqueda de placer en más especies, como los lémures, monos capuchinos e incluso leones. ==Las relaciones sexuales no tienen que ser únicamente con fines reproductivos, al parecer son fundamentales para la salud y el bienestar general de las personas.==

Para gozar a plenitud de nuestra sexualidad se requiere de un enfoque positivo y respetuoso. La mayoría de quienes crecimos en México u otro país latinoamericano recibimos poca educación sexual, y si se nos daba, era prácticamente para prevenir infecciones o embarazos. Desde luego esto es importante, pero dejamos de lado la parte del placer y del consentimiento. Por otro lado, ante la ausencia de este tipo de educación sexual, aprendimos por lo que veíamos en películas de Hollywood o, peor aún, en la pornografía. Una adecuada educación en el tema puede ayudarnos a tener experiencias sexuales consensuadas, placenteras y seguras, libres de riesgo, discriminación y violencia. Para lograr el bienestar sexual como parte de nuestra salud vista de manera integral, es de suma importancia dejar de ver el tema con tabús y reconocerlo como algo natural, que es parte de nuestra vida adulta. Al mismo tiempo, no podemos dejar de lado los riesgos que puede conllevar la actividad sexual sin protección, que incluye infecciones por el virus de la inmunodeficiencia humana (VIH), que causa el síndrome de inmunodeficiencia adquirida (SIDA), infecciones de transmisión sexual (ITS) como sífilis, hepatitis B y C, *Mycoplasma hominis* y *genitalium*, ureaplasmas, clamidia, gonorrea y virus de papiloma humano (VPH), que causa cáncer cérvico-uterino.

Algunas de estas infecciones a la larga nos ponen en riesgo de padecer cáncer, como se mencionó para el VPH. Otras más pueden llevar a complicaciones de salud, como infertilidad, pérdida gestacional recurrente, deficiencia inmunitaria y más. Por si esto fuera poco, ==la mayoría de estas infecciones no causan síntomas hasta que se encuentran avanzadas==, por lo que es extremadamente importante que al ejercer nuestra sexualidad utilicemos métodos de barrera, como el condón o preservativo, y nos hagamos análisis de estas infecciones de forma rutinaria.

Precisamente este ha sido el enfoque en la investigación alrededor del sexo, que se ha dirigido en términos de reducción de daños para la salud pública, en especial en la prevención del VIH y otras infecciones de transmisión sexual, así como prevención de embarazos no deseados. Esto es desafortunado, puesto que hay una amplia gama de temas a investigarse en relación con el sexo y la salud que van más allá de las enfermedades. En un nuevo artículo de 2024 en el *American Journal of Epidemiology*, justamente se aboga por una epidemiología positiva respecto al sexo, que considere e incorpore el placer, la satisfacción y el bienestar integral junto con información de prevención para las infecciones de transmisión sexual. En este artículo, los científicos Bond y Ford hicieron un llamado para hacer investigaciones sobre los aspectos placenteros de la sexualidad e incorporar a programas de salud pública estas facetas, y no solo el tema de las enfermedades. ¡Qué interesante sería saber cómo es que se relaciona la satisfacción sexual con nuestra salud integral

CAPÍTULO 7. **SALUD SEXUAL**

y nuestra felicidad! Sin duda este tipo de investigaciones resulta difícil de hacer. Por una parte, no existe una manera de medir el placer o satisfacción sexual, lo que daría como resultado medidas puramente subjetivas. Además, es muy difícil tener una muestra representativa porque quienes dan su consentimiento para participar quizá tienen una actitud más abierta hacia su sexualidad que quienes se niegan a hacerlo. Acceder a personas con tabús sería bastante difícil, dejando fuera a una parte importante de la población. Asimismo, cuando se les acercan a las personas para efectuar estudios puede parecerles un tema de curiosidad o entretenimiento y, de igual manera, no se sabría la honestidad de las respuestas. No obstante estas dificultades, insisto en que tendríamos que realizar mayor investigación para poder valorar el impacto de la sexualidad en la salud general e incluso en la longevidad. Si no lo estudiamos, nunca lo sabremos. Por fortuna hay algunos adelantos en el tema que nos ayudan a vislumbrar la importancia del sexo para la salud.

Por ejemplo, en 2023 se publicó un artículo en *Frontiers in Public Health* en el que buscaban diferentes desenlaces a las típicas infecciones en Estados Unidos. Y a finales de 2024 se publicó un artículo que analiza la relación entre la mortalidad por cualquier causa y la frecuencia de relaciones sexuales. Este estudio, tras analizar a 17 243 participantes de la Encuesta Nacional de Examen de Salud y Nutrición (NHANES) entre 2005 y 2016, encontró que aquellas personas que practicaban relaciones sexuales menos de 12 veces al año enfrentaban los mayores riesgos de incidencia de eventos cardiovasculares y mortalidad por todas las causas. A medida que aumentaba la frecuencia de relaciones sexuales los riesgos disminuían gradualmente, hasta llegar de 52 a 103 veces al año (una a dos veces por semana). Después de esta frecuencia comenzó a surgir una correlación negativa, con mayor incidencia de enfermedades cardiovasculares y mortalidad. Así que, según muestra este estudio, tanto la frecuencia sexual excesiva como baja pueden ser perjudiciales para la salud.

Un estudio anterior que data de 2018 y que se publicó en *The Journal of Sexual Medicine* ya había demostrado que las relaciones sexuales frecuentes en la tercera edad se asocian con una mejor calidad de vida y un mayor bienestar. Asimismo, en 2020 Kliesch e investigadores encontraron que la disminución de la libido, la incapacidad de alcanzar el orgasmo y las dificultades con las relaciones sexuales predicen de manera independiente eventos cardiovasculares adversos. Otro estudio de 2007 realizado en Taiwán había encontrado que el orgasmo frecuente en hombres y mujeres con alto deseo sexual podría reducir la mortalidad temprana. Por ejemplo, una frecuencia menor de orgasmos se asocia a 1.9 mayor riesgo de muerte por cualquier causa comparada con frecuencias más altas. Adicionalmente, se ha demostrado que una frecuencia mayor de eyaculación en varones se ha asociado con menor riesgo de cáncer de próstata. Los hombres con 21 o más eyaculaciones al mes presentan menor riesgo de cáncer de próstata que aquellos con cuatro a siete eyaculaciones por mes. También un artículo de 2020 del *Royal*

Society Open Science encontró que mujeres sexualmente activas semanalmente tenían 28% menor riesgo de menopausia temprana comparadas con aquellas con actividad menor. Del mismo modo, la vida sexual activa se ha relacionado con el autoestima y la confianza, además de que favorece la conexión emocional.

Todos estos datos son interesantísimos, pero para lograr esa plenitud y placer sexual en hombres y mujeres es imprescindible educar sobre la salud sexual. Promoverla y practicarla nos ayuda a la prevención de enfermedades, a la planificación familiar, a la prevención de embarazos no deseados, la planeación de aquellos deseados y, sobre todo, al disfrute pleno y libre de la sexualidad en aras del bienestar de las personas que repercute en su salud de manera integral. Con educación y relaciones consensuadas se promueve la equidad de género a través del respeto y el derecho de todas las personas a vivir su sexualidad de manera segura.

2. ¿QUÉ TAN FRECUENTE ES LO NORMAL Y CUÁNTO DEBEN DURAR LAS RELACIONES?

La frecuencia de las relaciones y su duración varían enormemente entre culturas y grupos de edad. Sin embargo, son preguntas súper recurrentes que muchas veces se hacen con la intención de compararnos, cosa que no viene al caso. No obstante, a continuación revisaremos algunos datos. Una encuesta de Reebok encontró que el ser humano promedio pasará 0.45% de su vida teniendo relaciones sexuales, ¡eso son 168 480 minutos, alrededor de 117 días en total! Lo cual corresponde a un tercio del año. La encuesta incluyó a 9 000 personas en Estados Unidos, Canadá, Europa y Asia, donde preguntaron acerca del tiempo que las personas dedicaban a hacer diferentes cosas y calcularon qué proporción de su vida constituía cada actividad.

El promedio en cuanto a frecuencia de relaciones sexuales, de acuerdo con un estudio de *Archives of Sexual Behavior* en 2017, es de una vez a la semana. Sin embargo, esto varía enormemente a lo largo de la vida. En la práctica médica lo que vemos en la realidad es que hay parejas que tienen relaciones desde una vez al mes o menos hasta tres o cuatro veces a la semana. La frecuencia con la que una pareja tiene relaciones sexuales no es una medida constante ni una medida de salud sexual o de éxito en una pareja. Se sabe que hay parejas que tienen relaciones sexuales todos los días, pero su relación falla, así como aquellas parejas que tienen una relación envidiable y tienen relaciones quizá unas tres veces al año. Deja de enfocarte en los números y mejor enfócate en cuándo se antoja y cómo se siente.

En una estimación global se encontró que el tiempo promedio de la relación sexual va de cinco a 15 minutos. Esta estadística es engañosa puesto que considera únicamente el tiempo entre la penetración y el orgasmo, no el tiempo total dedicado a muestras de afecto. Dependiendo de la referencia encontramos promedios en el hombre de cinco minutos y medio hasta de 13 y medio. Estos parámetros no tienen mucha relevancia y no es bueno tomarlos como punto de comparación. Lo más importante es reconocer que todos somos diferentes y que tiene que haber una buena comunicación con la pareja para lograr la satisfacción de ambos.

Como comentaba anteriormente, la famosa investigación en la que encontraron que cuando los hombres tenían una frecuencia de eyaculación mayor o igual a 21 veces por mes cursaban con menor riesgo de cáncer de próstata. Hice un contenido al respecto y al parecer muchos piensan que se necesita de una pareja para esto. Pero no es así, ==la vida sexual puede ser igual o más placentera con uno mismo.==

Es una realidad que en general los hombres tienen un mayor deseo sexual. De hecho, se sabe que las parejas gays son las que mayor frecuencia sexual presentan, seguido de parejas heterosexuales y después parejas de mujeres. Sin embargo, no se puede generalizar, y cada persona o pareja encontrará la frecuencia y la duración que les haga felices.

3. ¿QUÉ ONDA CON LAS INFECCIONES DE TRANSMISIÓN SEXUAL?

Todas las personas con vida sexual activa estamos en riesgo de contraer una infección de transmisión sexual (ITS), que, por cierto, ya no debemos llamarles enfermedades; esto ha sido adoptado por la comunidad médica en los últimos años para prevenir estigma, definir mejor la naturaleza de estas afecciones y fomentar una mayor conciencia sobre su prevención y tratamiento. Muchas de estas infecciones son asintomáticas, de ahí también la importancia de dejar de llamarles "enfermedades", dado que no necesariamente tendremos manifestaciones clínicas.

Las ITS son bastante comunes en todo el mundo. Se estima que cada año se producen más de 350 millones de nuevos casos de ITS tratables, como clamidia, gonorrea, sífilis y tricomoniasis. Muchas personas pueden tener una ITS sin mostrar síntomas, lo que significa que pueden transmitir la infección sin darse cuenta. Por esta razón es crucial que las personas sexualmente activas se realicen chequeos regulares, incluso si no presentan signos evidentes de infección.

==Una de las complicaciones más graves de las ITS es la infertilidad.== Infecciones como la clamidia y la gonorrea, si no se tratan a tiempo, pueden causar daño a los órganos reproductivos, lo que puede llevar a problemas de fertilidad tanto en hombres como en mujeres. En las mujeres, estas infecciones pueden provocar enfermedad pélvica inflamatoria, que puede crear fibrosis en las trompas de Falopio (por donde debe transitar el óvulo) y dificultar o impedir el embarazo. En los hombres, las ITS también pueden causar complicaciones en el sistema reproductivo, afectando la calidad del líquido seminal.

Además de la infertilidad, las ITS pueden llevar a otras complicaciones. El VPH, por ejemplo, está relacionado con el cáncer de cuello uterino, mientras que el VIH puede afectar gravemente el sistema inmunológico si no se trata. Incluso las ITS que parecen menos graves, como la sífilis, pueden causar problemas de salud a largo plazo si no se diagnostican y tratan adecuadamente.

Te invito a realizarte chequeos frecuentes para la detección temprana de las ITS. Muchas infecciones pueden ser tratadas de manera efectiva con antibióticos o antivirales si se detectan a tiempo. Sin embargo, si no se tratan, pueden causar problemas graves de salud, como los mencionados anteriormente. Mi recomendación es que te hagas prueba de todos los patógenos con cada nueva pareja sexual, y, aunque compartas la misma pareja, hacerla ambos cada año. La prueba ideal es PCR, que identifica material genético de estos patógenos. Va la lista: VIH, hepatitis C, virus del herpes humano tipo 1 y 2, *Treponema pallidum*, *Chlamydia trachomatis*, *Neisseria gonorrhoeae*, *Trichomonas vaginalis*, *Mycoplasma hominis* y *Mycoplasma genitalium*, *Ureaplasma urealyticum* y *Ureaplasma parvum*, VPH.

De verdad insisto en la importancia de que todas las personas sexualmente activas se hagan pruebas de ITS periódicamente, incluso sin síntomas, para prevenir complicaciones. Consulta a tu médica para saber cuál es la ideal. Además, procura siempre utilizar métodos de protección, como los preservativos o condones, para reducir tus riesgos.

4. ¿QUÉ PASA CON LA DISFUNCIÓN ERÉCTIL?

La disfunción eréctil es mucho más común de lo que

te imaginarías; más de 50% de los hombres mayores de 40 años experimentarán algún tipo de problema eréctil. Y esta prevalencia aumenta con la edad. Por desgracia casi no se habla al respecto y, cuando un hombre lo presenta, suele ser un tema extremadamente incómodo y difícil de abordar. Suele convertirse en el elefante en el cuarto, y si se empieza a discutir con la pareja podría crear más presión y empeorar el problema. La erección se produce cuando existe un estímulo que lleva a que el cerebro libere neurotransmisores como óxido nítrico, dopamina, oxitocina y vasopresina, que llevan a que los músculos se relajen y llegue más sangre al pene, haciendo que este se endurezca. Algunas condiciones como trombos, presión arterial alta y la enfermedad de Parkinson pueden llevar a problemas para lograr la erección, por eso es tan importante que ==si padeces de disfunción eréctil, antes de comenzar a automedicarte acudas con tu uróloga== para evaluar la causa y entonces ajustar un medicamento específico y personalizado. La severidad es variable, desde hombres que les pasa ocasionalmente hasta una disfunción completa. Una de las causas más frecuentes desafortunadamente es un factor psicogénico. Un estudio que analizó factores psicológicos relacionados con la impotencia publicado en 2022 encontró que el factor psicogénico fue responsable de más de 85% de casos de disfunción eréctil. Además, algunos medicamentos como antidepresivos o inhibidores de una enzima llamada 5-alfa reductasa, como el finasteride, pueden contribuir a la misma.

En un estudio de 2015 el 15% de los hombres con problemas recurrentes de erección experimentó un evento cardiovascular, como un infarto o un derrame cerebral, dentro de los siete años posteriores al inicio del problema. La disfunción eréctil también puede ser un indicador temprano de otras condiciones como diabetes e hipertensión, así que, por favor, antes de automedicarte visita a tu médica.

5. ¿QUÉ PASA CON LAS MUJERES DURANTE LA MENOPAUSIA?

Como comentaba al inicio de este capítulo, desafortunadamente muchos médicos y personas en general creen que la vida sexual se acaba en la tercera edad, pero esto está lejos de la realidad. De nuevo, todos somos diferentes y habrá personas poco sexuales o que no lo disfrutan tanto y a lo largo de la vida su actividad sexual será baja. Sin embargo, otras personas podrán y querrán gozarla hasta sus últimos días. Si bien igual que la vida sexual de los hombres se puede ver afectada a medida que envejecen, la de las mujeres también.

La menopausia viene con cambios hormonales en donde disminuye la secreción de estrógenos y testosterona, que puede llevar a reducción del deseo sexual, disminución de la lubricación y adelgazamiento de la mucosa vaginal. Para esto puede ser útil la terapia de reemplazo hormonal (siempre de la mano de tu ginecóloga), además de uso de lubricantes y ejercicios de suelo pélvico, pero si tu gine ya no te pregunta por tu vida sexual, corre de ahí. Mereces seguir viviéndola plenamente.

6. BUENO, ¿ENTONCES DEBO TENER RELACIONES SEXUALES PARA MI BIENESTAR GENERAL?

==No debes tener relaciones sexuales si no es algo que deseas o disfrutas==, pero mantener una vida sexual activa (según lo que te haga sentir cómodo y satisfecho) puede aportar beneficios a tu bienestar general. Si lo disfrutas y te gusta, sigue así. Si no es lo tuyo tampoco te estreses. Para mí era importante incluir este capítulo porque creo que es una parte fundamental de nuestra vida y de nuestra salud que comúnmente queda de lado. Esperemos que en los próximos años contemos con más evidencia de cómo la frecuencia y calidad de las relaciones sexuales impacta en el riesgo de ciertas enfermedades, de la mortalidad y de la longevidad en general. Sin embargo, es importante recordar que nuestra salud y bienestar no dependen solo de la actividad sexual, sino de todo lo que platicamos en los capítulo previos.

Incluso desconocemos si los posibles beneficios que revisábamos en parejas sexualmente activas se deban al orgasmo en sí o a lo mejor también a la conexión emocional. Recordemos que en el orgasmo se liberan neurotransmisores como la oxitocina, también conocida como la "hormona del abrazo", del "apego" o del "amor". Así que si no eres fan de las relaciones sexuales te podrías beneficiar únicamente de *cucharear*, o si no tienes pareja y tampoco eres una persona muy sexual, es posible que con tan solo los abrazos o apapachos de amigos o familiares pudieras obtener los mismos beneficios o similares. Aunque esto lo sabremos con certeza hasta que exista más investigación al respecto.

Regreso a que todos somos diferentes y tenemos distintas necesidades, pero el gozar tu plenitud sexual es igual de importante para tu longevidad y bienestar general, así como todos los demás temas que discutimos en este libro. Siempre procura cuidarte, usando preservativo y haciendo tus pruebas de infecciones, y si padeces de disfunción, falta de lubricación, dolor durante la relación o cualquier malestar consulta a tu médica. En cuanto al sexo, mi recomendación final es que no sobrepienses, déjate llevar, explórate y comunícate con tu pareja.

○ TAKEAWAYS

1. Usa preservativo siempre, es la mejor forma de prevenir infecciones de transmisión sexual (ITS), además de ayudar a evitar embarazos no deseados.
2. Hazte pruebas de ITS con cada nueva pareja aunque no tengas síntomas, porque algunas infecciones pueden ser silenciosas.
3. Comunica tus necesidades sexuales con tu pareja. No te compares con otros, la frecuencia y el disfrute del sexo son individuales.
4. Si tienes disfunción eréctil o dolor al tener relaciones, consulta con tu médica.
5. La sexualidad no tiene edad.

Referencias

Arnot, M., y Mace, R. (2020). Sexual Frequency is Associated with Age of Natural Menopause: Results from the Study of Women's Health Across the Nation. *Royal Society Open Science*, 7(1), 191020. https://doi.org/10.1098/rsos.191020

Bond, J. C., y Ford, J. V. (2024). A Call for Sex-Positive Epidemiology. *American Journal of Epidemiology*, 193(9), 1205-1210. https://doi.org/10.1093/aje/kwae054

Feldman, H. A., et al. (1994). Impotence and its Medical and Psychosocial Correlates: Results of the Massachusetts Male Aging Study. *Journal of Urology*, 151(1), 54-61. https://doi.org/10.1016/s0022-5347(17)34871-1

Ford, J. V., Ivankovich, M. B., y Coleman, E. (2023). Sexual Health Indicators for the United States: Measuring Progress and Documenting Public Health Needs. *Frontiers in Public Health*, 10, 1040097. https://doi.org/10.3389/fpubh.2022.1040097

Kinsey, A. C., Pomeroy, W. B., Martin, C. E., y Gebhard, P. H. (1953). *Sexual Behavior in the Human Female*. W. B. Saunders.

Kinsey, A. C., Pomeroy, W. B., y Martin, C. E. (1948). *Sexual Behavior in the Human Male*. W. B. Saunders.

Kliesch, S. (2020). The Connection between General and Sexual Health. *Deutsches Ärzteblatt International*, 117(39), 643-644. https://doi.org/10.3238/arztebl.2020.0643

Masters, W. H., y Johnson, V. E. (1966). *Human Sexual Response*. Little, Brown and Company.

Reebok (2016, 28 de abril). Reebok Survey: Humans Spend less than one Percent of Life on Physical Fitness. *PR Newswire*. https://www.prnewswire.com/news-releases/reebok-survey-humans-spend-less-than-one-percent-of-life-on-physical-fitness-300261752.html

Rider, J. R., et al. (2016). Ejaculation Frequency and Risk of Prostate Cancer: Updated Results with an Additional Decade of Follow-up. *European Urology*, 70(6), 974-982. https://doi.org/10.1016/j.eururo.2016.03.027

Smith, L., et al. (2019). Sexual Activity is Associated with Greater Enjoyment of Life in Older Adults. *Sexual Medicine*, 7(1), 11-18. https://doi.org/10.1016/j.esxm.2018.11.001

Thompson, I. M., et al. (2005). Erectile Dysfunction and Subsequent Cardiovascular Disease. *JAMA*, 294(23), 2996-3002. https://doi.org/10.1001/jama.294.23.2996

Wall, K. M., Stephenson, R., y Sullivan, P. S. (2013). Frequency of Sexual Activity with Most Recent Male Partner among Young, Internet-Using Men who Have Sex with Men in the United States. *Journal of Homosexuality*, 60(10), 1520-1538.

Conclusiones

Inicié este libro contándote que el infarto a los 50 años inició a los 20, el Alzheimer a los 70 inició a los 40, la pérdida de independencia a los 80 empezó a los 30. La calidad de vida que buscas mañana empieza con las decisiones que tomas hoy. Recuerda que nuestra genética no dicta nuestro destino y que cada decisión que tomas está prendiendo o apagando ciertos genes para que tu cuerpo siga funcionando.

Toda la información que compartí aquí no es para que te abrumes ni para que dejes de disfrutar. Mi papá me decía algo muy sabio: no vivimos pocos años, vivimos poca vida. Y no se trata de dejar de vivir tu vida por vivir más años, porque entonces vivirás poca vida. Se trata de que esos años que vivamos sean plenos y podamos vivirlos en balance y equilibrio para que sean muchos más.

La longevidad es un concepto multifactorial que va mucho más allá de simplemente vivir más años; se trata de maximizar la calidad de vida en cada etapa. Espero que en este libro hayas comprendido las dimensiones clave que contribuyen a una vida larga y plena: nutrición, ejercicio, salud mental, salud cognitiva, sueño, la disminución de contacto con sustancias nocivas y salud sexual. Cada uno de estos pilares está interconectado y abordarlos desde una perspectiva integral nos permite tomar decisiones informadas para mejorar nuestra salud y vivir más años felices.

Me encantaría decirte que existe un secreto universal o una poción mágica, pero para el envejecimiento saludable no hay una solución única ni debe uno de seguir una moda de salud. Al contrario, como vimos en los diferentes capítulos y con toda la evidencia que te mostré, las modas van cambiando y tenemos que actualizarnos constantemente. Requerimos de un enfoque balanceado que considere cómo es que nuestras decisiones diarias impactan en nuestro bienestar a largo plazo. Por ejemplo, una dieta equilibrada no solo nos provee energía, sino que también influye en la inflamación crónica, un factor relacionado con el envejecimiento y múltiples enfermedades. Asimismo, el ejercicio no solo mejora nuestra resistencia física, sino que también beneficia la salud mental, la calidad del sueño y la función cognitiva. Entender la longevidad como un conjunto de elecciones interrelacionadas nos libera del estrés de buscar "la fórmula perfecta" y nos invita a adoptar pequeños cambios consistentes que se acumulen con el tiempo. Aquí, cada decisión cuenta y el objetivo no es la perfección, sino el progreso con mejoras incrementales.

Para esto me gustaría compartirte unas reflexiones finales. Una alimentación saludable no tiene que ser restrictiva, al contrario, se trata de encontrar un equilibrio, algo sostenible a largo plazo. Incluir alimentos naturales, prestar atención a las señales de hambre y saciedad y optar por patrones alimenticios como la dieta mediterránea son estrategias que pueden tener un impacto significativo en tu salud. Recuerda que la dieta mediterránea prioriza los productos frescos además de los cereales integrales, las legumbres, las nueces, el pescado y el aceite de oliva, siendo un buen modelo para una alimentación saludable que ha demostrado que reduce el riesgo de enfermedades cardiacas, cáncer, diabetes y demencia. También hablamos de la importancia de, más allá de bajar de peso, mantener un peso saludable y estable para lograr una vida larga y sana. Asimismo, la manera en que integramos hábitos como caminar después de comer o practicar la alimentación consciente pueden transformar nuestra relación con los alimentos.

El movimiento también es esencial para la longevidad. No importa si eliges una caminata, una rutina de fuerza en casa o el *7 Minute Workout*, lo importante es mantenerte activo. Ya quedó claro, estudio tras estudio, que el ejercicio reduce el riesgo de muerte prematura, que la actividad física mantiene sanos el corazón y el sistema circulatorio y proporciona protección contra muchas enfermedades crónicas que afectan al cuerpo y la mente. También vale la pena recordar que fortalecer los músculos puede reducir el riesgo de caídas de las personas mayores. Además es importante que reconozcas que el mejor ejercicio es el que tú disfrutes y por lo tanto lo realices continuamente y puedas ser constante. Tampoco es necesario hacer mucho (espero ya te hayas grabado en la cabeza esos 150 minutos de ejercicio de intensidad moderada por semana y tus dos sesiones de fuerza). El ejercicio habitual no mejora solo la salud física sino también la mental. Si alguna vez abandonaste el ejercicio, recuerda que nunca es tarde para retomarlo, la memoria muscular está de tu lado.

En cuanto a la salud mental y emocional, cultivar una mentalidad optimista y mantener conexiones sociales significativas son acciones que potencian nuestro bienestar integral. Incorporar *mindfulness* en las actividades cotidianas, como disfrutar de un café o acariciar a tu mascota, nos ayuda a estar presentes y reducir el estrés. Limitar el tiempo frente a las pantallas también es crucial para proteger nuestra salud mental y cognitiva.

No subestimes tu sueño. Intenta mantener horarios regulares para dormir, evita estimulantes por la tarde y prioriza un descanso reparador, estos son hábitos esenciales para la longevidad. De la misma manera, busca reducir la exposición a sustancias nocivas como el tabaco, el alcohol y los contaminantes ambientales. Y por último, no olvides gozar de tu vida sexual. Con todas estas medidas estás haciendo lo que está en tus manos para llegar a tu máximo potencial de una vida más saludable y prolongada.

En resumen, te quiero decir que la longevidad no es un destino, sino un viaje continuo de decisiones conscientes. Cada pequeño paso cuenta, y la consistencia es la clave para lograr un impacto duradero. Espero que este libro te haya inspirado a encontrar tu propio camino hacia una vida larga, saludable y plena, basada en tus necesidades y objetivos personales, y si lo disfrutaste y aprendiste, espero que puedas compartirlo con tus seres queridos.

Soy la doctora Ana Ceci, gracias por acompañarme en esta aventura. Y una vez más te lo recuerdo: tienes un solo cuerpo para toda la vida, ¡cuídalo!

Agradecimientos

A mi mamá, por enseñarme con el ejemplo tantas cosas, por tu amor y apoyo incondicional y por asegurarte de que siempre esté al tanto de las últimas noticias médicas. A mi papá y mis hermanos, Pato y Julián, gracias por las conversaciones curiosas, retadoras e inspiradoras y por ayudarme a aprender algo cada vez que estamos juntos.

A mis seguidores, quienes han sido una fuente infinita de inspiración. Gracias por acompañarme en este camino y por ayudarme a creer en mí cuando más lo necesitaba. Su apoyo y confianza han sido fundamentales para que este proyecto se hiciera realidad. Este libro es, en gran parte, gracias a ustedes.

Esta obra se terminó de imprimir
en el mes de noviembre de 2025,
en los talleres de Diversidad Gráfica S.A. de C.V.
Ciudad de México